AF464552

THÉORIE

DU

SQUELETTE HUMAIN

THÉORIE

DU

SQUELETTE HUMAIN

fondée sur

LA COMPARAISON OSTÉOLOGIQUE DE L'HOMME

ET DES ANIMAUX VERTÉBRÉS

PAR

Paul GERVAIS

DOCTEUR EN MÉDECINE ET DOCTEUR ÈS-SCIENCES
PROFESSEUR DE ZOOLOGIE ET D'ANATOMIE COMPARÉE A LA FACULTÉ
DES SCIENCES DE MONTPELLIER

S'il n'existait point d'animaux, la nature de l'homme serait encore plus incompréhensible.

BUFFON.

MONTPELLIER

BOEHM, IMPRIMEUR DE L'ACADÉMIE, PLACE CROIX-DE-FER

1856

THÉORIE

DU

SQUELETTE HUMAIN.

CHAPITRE PREMIER.

RAPPORTS D'ORGANISATION QUI EXISTENT ENTRE L'HOMME ET LES ANIMAUX. — POINTS DE VUE PRINCIPAUX SOUS LESQUELS ON PEUT ENVISAGER LES ORGANES.

La grande multiplicité des organes dont le corps humain se compose et la diversité des formes qu'ils affectent, sont au nombre des différences par lesquelles notre espèce, envisagée dans sa nature matérielle, peut être aisément distinguée du reste des êtres vivants.

Cependant on se tromperait, si l'on considérait ces différences comme absolues, et le naturaliste, aussi bien que le médecin, doit craindre d'en exagérer la valeur.

Lorsqu'on cherche à se faire une idée juste de l'organisation ainsi que des fonctions de l'homme, on trouve, en effet, plus de rapports que de différences entre sa constitution physique et celle de certains animaux.

Malgré son incontestable supériorité, et quel que soit le caractère exceptionnel des destinées morales qui lui ont été réservées, notre espèce appartient au règne animal par tous les détails de sa composition anatomique. Sa place est marquée parmi les mammifères, en tête desquels elle doit prendre rang.

C'est à ce premier groupe des êtres animés que l'homme emprunte son organisation matérielle; son développement se fait d'après les mêmes règles que le leur; ses fonctions ont un mécanisme analogue, et sa supériorité nous paraît plus facile à interpréter, si nous le comparons aux animaux

L'anatomie a pour base ces comparaisons que l'on peut établir entre l'homme et les autres êtres organisés, et son but principal est de saisir l'étendue des rapports et les différences que ces comparaisons nous signalent; aussi, Buffon a-t-il fait remarquer, avec beaucoup de sens, que « s'il n'existait point d'animaux, la nature de l'homme serait encore plus incompréhensible[1]. »

Quoique douée d'attributs qui lui sont propres, l'espèce humaine n'en est pas moins très-voisine de certains animaux par l'ensemble de sa constitution matérielle, et,

[1] *Discours sur la nature des animaux.*

sous ce point de vue, elle mérite un examen tout particulier.

Galien définissait l'homme un animal divin[1] (ζῶον θεῖον). C'est dans le même sens que Pascal a dit : « L'homme n'est ni un ange ni une bête ; il tient de tous les deux[2]. » Ce double caractère ne saurait être compris qu'à la condition d'être étudié avec soin et dans un esprit philosophique.

Éloigner l'homme du reste des animaux pour ne voir que ses qualités morales, c'est s'exposer à méconnaître ce qu'il a de plus accessible à nos moyens d'analyse. Aussi comprend-on difficilement les motifs qui ont pu décider quelques naturalistes à faire de l'homme un règne à part au sein de la création, et cela malgré les travaux par lesquels Buffon, G. Cuvier, É. Geoffroy, de Blainville et tant d'autres savants éminents, ont établi les rapports intimes qui rattachent sa composition anatomique à celle des animaux supérieurs.

Pour arriver à une semblable conclusion, il aurait fallu démontrer d'abord qu'il existe entre l'homme et les animaux, même ceux des premières familles, des différences anatomiques de même valeur que celles qui séparent ces animaux d'avec les végétaux, et, comme on le pense bien, cette démonstration eût été impossible. Bien au

[1] C'est aussi pour Ovide le *sanctius animal*, *mentisque capacius altæ*.

[2] Voyez, pour le développement de cette idée: l'abbé Flottes, *Du but et de la loi du développement de nos facultés*. Montpellier, 1848.

contraire, les progrès de la science tendent à effacer chaque jour les différences qu'on admettait autrefois entre le règne animal et le règne végétal, et elles ont montré que ces deux grandes divisions des corps vivants se confondaient, pour ainsi dire, par leurs espèces les plus inférieures.

L'homme se distingue cependant des premiers animaux par certains caractères anatomiques ; mais ces caractères, il faut bien le reconnaître, ne sont que secondaires, et leur valeur est tout au plus égale à celle des différences dont on se sert ailleurs pour séparer les unes des autres les diverses familles d'un même ordre naturel.

Qu'on cesse donc de chercher, dans l'organisation seule, des moyens de distinction entre l'homme et les autres animaux : c'est par elle qu'il leur ressemble, et plus on établit de comparaisons entre eux et lui sous ce rapport, mieux on comprend ses véritables caractères.

En éloignant l'homme des animaux, on commettrait une erreur grave et l'on justifierait les prétentions des personnes qui nient les ressemblances anatomiques qu'ils ont entre eux, ou qui contestent la légitimité des conclusions que les naturalistes modernes ont tirées de leur examen simultané. On créerait en outre un danger réel pour la médecine, car on la forcerait à rejeter d'un même coup toutes les données que l'étude attentive des animaux a fournies à l'anatomie et à la physiologie humaines, aussi bien qu'à la pathologie.

Il n'y a pas un seul végétal, et, à plus forte raison, il

n'existe et il n'a jamais existé un seul animal qui n'ait, dans sa structure intime, quelque analogie avec les autres êtres organisés, et par suite avec l'homme, si éloignés qu'on les en suppose d'ailleurs par leur conformation. Les éléments organiques dont les espèces les plus simples se composent, en fussent-ils les seuls points comparables, il résulterait toujours de leur examen quelque profit pour la connaissance de nos matériaux histologiques et pour l'appréciation raisonnée de leur mode d'activité. Cette utilité deviendra plus évidente si, au lieu d'étudier les éléments seuls de l'organisme, ce sont les organes propres aux différentes espèces que l'on compare avec les nôtres ; car ces recherches conduisent bientôt à la découverte de rapports nouveaux, et ces rapports de structure que l'on constate entre les animaux et l'homme sont d'autant plus nombreux qu'on passe des espèces inférieures à celles dont l'organisation est plus parfaite.

L'ensemble des animaux, classés d'après les affinités ou les différences qu'ils ont entre eux, forme une sorte de progression dont les termes successifs ont été souvent désignés par les mots d'*échelle animale*. Condorcet a exprimé très-exactement les rapports divers qu'ils ont entre eux, lorsqu'il a dit que « la nature semblait avoir formé les différentes espèces et leurs parties correspondantes, sur un seul plan qu'elle sait varier à l'infini, comme elle dirige tous les corps célestes par une seule force, dont l'effet, variant avec les distances, produit toutes les apparences qu'ils nous présentent. »

Il était difficile de mieux formuler ces similitudes de composition organique que les animaux de certains groupes ont entre eux. Ces ressemblances, déjà entrevues par les anciens, devaient bientôt fournir aux naturalistes du XIXe siècle, et plus particulièrement à Geoffroy Saint-Hilaire, à de Blainville et à quelques autres, de nombreux sujets de méditations. Elles ont aussi donné lieu à des travaux dont l'utilité est aujourd'hui généralement appréciée.

L'homme est le degré le plus élevé de l'échelle animale, et par conséquent le terme final de toute la progression biologique.

A mesure qu'on s'élève dans la série des êtres, on constate des analogies de plus en plus évidentes entre les organes des animaux et les siens, et, dès qu'on arrive à l'embranchement des vertébrés, ces analogies sont bientôt aussi nombreuses que faciles à saisir. Elles sont telles, dans certains cas, qu'il faudrait se refuser à l'évidence, pour nier la légitimité des données que l'étude des organes animaux peut fournir relativement à la nature intime et aux fonctions des organes de l'homme.

Les anciens, qui n'avaient pas les mêmes facilités que nous pour étudier la structure du corps humain, n'ont pas négligé un moyen aussi avantageux de suppléer au défaut de leurs connaissances anthropologiques; et, par une sorte d'induction aussi opportune que légitime, ils ont institué, pour l'usage de la médecine, une anatomie et une physiologie humaines dont les principales données étaient tirées de l'étude des animaux.

Le système en fut assez bien ordonné pour que l'anatomie de Galien, qui avait cependant été faite ainsi, ait passé pendant près de douze cents ans pour l'anatomie véritable de l'homme; et l'on sait qu'à l'époque de la Renaissance, ses définitions étaient encore les seules qui fussent adoptées dans les Écoles. Aussi lorsque Vesale, le créateur véritable de l'anatomie moderne, reconnut par ses dissections et démontra dans ses ouvrages, que les organes humains n'ont pas toujours la disposition que leur attribue le célèbre médecin de Pergame, il rencontra plus d'un contradicteur, même parmi les premiers anatomistes de son temps [1].

[1] Les recherches de P. Camper et celles de Blainville ont montré que Galien avait surtout étudié le magot, qu'il nomme pithèque; on sait que cette espèce de singe vit dans la région de l'Atlas. D'autres singes, que les Grecs et les Romains n'ont pas connus, ou sur lesquels ils n'ont eu que des renseignements vagues ou erronés, se rapprochent encore plus de l'homme, par leur organisation, que le pithèque ou magot. Tels sont, outre les gibbons, propres aux îles et au continent de l'Inde, l'orang-outan, qui vit à Sumatra et à Bornéo, ainsi que la gorille et le chimpanzé, l'un et l'autre propres à la Guinée. La manière dont Galien décrit le sternum, le carpe, les muscles de la main, le cœcum et plusieurs autres organes, montre bien que c'est sur le pithèque et non sur l'homme qu'il a fait ses recherches; il possédait cependant quelques notions anatomiques tirées de la dissection de l'homme. Ces notions étaient principalement dues à Érasistrate, qui passe pour le petit-fils d'Aristote, et à Hérophile, qui fut l'un des fondateurs de la célèbre école d'Alexandrie. C'est dans cette école que Galien a étudié, mais à une époque où la dissection des cadavres humains y était déjà interdite.

Ainsi que nous l'avons vu, cette comparaison de l'organisme humain avec celui des animaux n'a point été abandonnée par les savants modernes. Grâce à leurs efforts persévérants, l'anatomie des principaux groupes du règne animal a bientôt fait, comme celle de l'homme, de rapides progrès. Il en est résulté une direction plus scientifique de l'une et de l'autre, et une appréciation plus exacte des dispositions communes qui existent entre les organes envisagés dans l'échelle des êtres. En même temps, les rapports de similitude qu'ont entre eux certains de ces organes, examinés non plus dans la série des espèces, mais simplement dans le corps de chacune d'elles pris isolément, ont pu être aperçus et bientôt démontrés.

Ce double point de vue de la science anatomique nous a fait connaître la plupart des *analogies organiques* qui existent entre l'homme et les différents animaux. Nous lui devons aussi la notion des *organes homologues*, c'est-à-dire celle de ces répétitions de pièces similaires qu'on trouve dans le corps de chaque espèce. On a pu ajouter ainsi des homologies curieuses et véritablement inattendues, à celles que l'on connaissait déjà et démontrer pour une grande partie de la série zoologique l'analogie de certains organes qu'on regardait autrefois comme différant les uns des autres.

En rendant compte, dans l'Histoire de l'Académie des sciences de Paris, pour 1774, d'un Mémoire relatif aux membres, que Vicq d'Azyr venait de soumettre à l'appréciation de cette compagnie, Condorcet s'exprimait ainsi sur le double caractère des observations anatomiques dont nous venons de signaler l'importance : « On entend ordinairement par anatomie comparée, l'observation des rapports et des différences qui existent entre les parties analogues de l'homme et des animaux. M. Vicq d'Azyr donne ici un essai d'une autre espèce d'anatomie comparée, qui jusqu'ici a été peu cultivée et sur laquelle on ne trouve, dans les anatomistes, que quelques observations isolées : c'est l'examen des rapports qu'ont entre elles les différentes parties d'un même individu. » Condorcet ajoutait, d'après Vicq d'Azyr, que « dans cette nouvelle espèce d'anatomie comparée on observe, comme dans l'anatomie comparée ordinaire, ces deux caractères que la nature paraît avoir imprimés à tous les êtres, celui de la constance dans le type et celui de la variété dans les modifications. »

Les anomalies organiques ou les monstruosités devaient à leur tour fournir de nouveaux arguments en faveur de ces vues ingénieuses, et la paléontologie allait en puiser d'autres dans l'examen de ces nombreuses espèces, en apparence si bizarres, que le globe avait eues pour premiers habitants.

L'homme, qui est le plus parfait des êtres animés, n'a été créé qu'après la disparition de toutes ces espèces singulières.

Dans chacune des populations qui ont précédé celle à laquelle il appartient, on observe souvent des formes animales qui, tout en appartenant aux mêmes familles que celles d'aujourd'hui, en diffèrent surtout par une moindre complication de leurs principaux organes, et semblent avoir été la première ébauche des êtres actuels.

Le genre humain n'est point représenté dans ces anciennes faunes, et, chose remarquable, on n'y découvre non plus aucun des animaux qu'il s'est associés par la domestication et dont le concours lui a permis de dominer la création.

Mais, dans chacune des espèces dont se compose l'ensemble des deux règnes, on trouve parfois, au milieu des sujets normaux dont le développement s'est opéré avec régularité, certains individus qui se font remarquer par quelque vice de conformation. Les monstruosités dont ceux-ci sont atteints, ont souvent pour cause la persistance de quelque particularité organique qui n'est que transitoire dans les autres, et, de même que certains groupes d'animaux actuels sont inférieurs aux autres en organisation, et peuvent nous aider à comprendre ces derniers, de même aussi l'on reconnaît souvent dans les monstres des formes pour ainsi dire élémentaires, qui peuvent servir à faire mieux comprendre les formes normales. C'est de la même manière que les premiers âges d'une espèce nous donnent, dans bien des cas, la clef de certaines modifications qui caractérisent ses âges plus avancés.

Il en est des modifications régulières dont les espèces supérieures sont susceptibles dans leurs perfectionnements organiques, comme de la série même des espèces; la perfection ou la complication des formes, qui en est le moyen, ne se montre que dans les groupes supérieurs, et, pour chacune des espèces dont ces groupes sont composés, elle ne se manifeste complètement que dans les derniers âges. Une moindre complication caractérise les espèces des groupes inférieurs, et elle se retrouve, avec plus ou moins d'évidence, dans la série des âges, chez les espèces les plus parfaites. Dans l'un et l'autre cas, il y a évolution progressive. La découverte des fossiles a conduit à des remarques conformes à celles de l'embryogénie.

Il est aisé de comprendre combien cette tendance à la variété des formes et à la transformation des parties, qui caractérise l'évolution des animaux supérieurs, peut occasionner chez eux de déviations tératologiques. Les arrêts et les excès du développement en expliquent un grand nombre, et d'autres causes interviennent encore pour en produire de nouvelles.

La plupart de ces notions ont échappé aux anciens. Non-seulement ils n'étaient pas assez avancés en anatomie, en zoologie ou en paléontologie pour les découvrir, mais ils avaient des idées tout à fait fausses sur la façon dont s'opèrent les développements organiques, et la manière dont ils comprenaient la génération s'opposait à ce qu'ils pussent arriver à la notion des lois auxquelles les êtres vivants sont assujettis[1].

[1] Un professeur distingué, dont l'académie de Montpellier regrette la perte récente, M. E. Estor, a très-bien fait ressortir dans le pre-

Pour eux, l'être primitif avait déjà ses caractères essentiels. Tous ses organes étaient formés, et la fécondation, ainsi que le développement, n'avait d'autre effet que d'en opérer l'accroissement, sans y rien changer. Ce système, qui est celui de la préexistence des germes, continuait à être professé, quoique chaque jour l'observation des faits, même les plus vulgaires, pût permettre d'en reconnaître la fausseté; enfin, il fut remplacé par la théorie de l'épigénèse, dite aussi de l'évolution, des substitutions ou des dédoublements organiques. Celle-ci, plus en rapport avec les faits, fut bientôt étendue et fécondée par eux. Elle ne croit ni à la préexistence des individus ni même à celle des ovules qui sont leur premier mode; elle admet, au contraire, l'apparition et l'évolution successives des individus ainsi que celle de leurs parties; elle tient compte des modifications, des suppressions et des apparitions nouvelles qui se font concurremment avec les âges différents, et elle cherche à expliquer ainsi comment ont lieu toutes ces métamorphoses successives et régulières dont les corps vivants sont le siége, ainsi que les accidents morbides ou les monstruosités dont tant de changements peuvent être l'occasion.

Ce système a été heureusement contrôlé par la comparaison qu'on a pu faire des divers états sous lesquels se

mier volume de son *Cours d'anatomie médicale*, l'utilité que l'examen des premiers âges, celui des monstruosités et celui des espèces animales peuvent avoir dans les sciences anthropologiques.

présentent les animaux supérieurs, dans la série des termes naturels qui composent l'échelle animale, et l'embryogénie, ainsi que la paléontologie, lui a apporté de nouvelle confirmations.

La recherche des analogies et celle des homologies organiques lui ont à leur tour fourni de précieux arguments. C'est au moyen de leurs indications qu'on a montré comment des organes primitivement semblables pouvaient se transformer dans les différents animaux d'un même embranchement, de manière à devenir presque méconnaissables, et comment, dans chaque espèce envisagée à ses différents âges ou dans les divers points de son propre corps, tels organes, primitivement semblables les uns aux autres, se modifient suivant la diversité de leurs fonctions ou suivant le rang que cette espèce occupe dans l'échelle des êtres.

Ainsi, la recherche des répétitions homologiques des organes et celle de leur répétition analogique dans une fraction plus ou moins grande de la série des êtres vivants, n'est pas, comme on l'a quelquefois prétendu, une simple spéculation de l'esprit. Le principe de cette recherche est un fil conducteur qui nous empêche de nous égarer au milieu de tous les détails de l'anatomie ordinaire et il nous permet d'approcher davantage du but principal de la science, qui est la connaissance approfondie des matériaux que la nature a mis en œuvre dans la construction des êtres vivants. C'est encore à ses indications que nous devons de mieux apprécier les rapports ou les différences que ces matériaux ont entre eux, les perfectionnements que les organes subissent proportionnellement au degré d'élévation des espèces qui les présentent, et l'appropriation de ces organes eux-mêmes aux divers usages qu'ils sont appelés à remplir.

Cette manière d'étudier l'anatomie soulage la mémoire, retient l'attention et satisfait l'esprit.

Si quelques défiances se sont élevées contre elle dans l'esprit de plusieurs savants éminents, il faut en accuser l'abus qu'on en a fait dans plusieurs ouvrages, bien plutôt que les principes qui lui servent de guide. Ces exagérations n'ont pas tardé à disparaître devant la certitude des résultats auxquels un emploi plus judicieux des mêmes principes a bientôt conduit les anatomistes. Cependant G. Cuvier, qui a rendu tant de services à la même branche des sciences naturelles, n'a pas su se soustraire aux préventions que l'anatomie rationnelle a quelquefois inspirées. Au lieu de perfectionner les théories qui la dirigent, ce qui lui aurait été facile, il a, dans plus d'une occasion, essayé d'en proscrire l'usage. C'est ainsi qu'à propos de la correspondance démontrée par Vicq d'Azyr, entre les os des membres envisagés chez les quadrupèdes, il objecte qu'il ne s'agit nullement ici d'une vaine loi de répétition que les différences de ces organes réfutent suffisamment; puis il ajoute : « C'est par cette facilité à généraliser sans examen des propositions qui ne sont vraies que dans un cercle étroit, que l'on est arrivé à l'établir [1]. »

[1] *Anat. comp.*, 2e édit., tom. I, pag. 345.

Dans l'opinion de Cuvier, ces différences et ces ressemblances des membres, ainsi que celles des autres parties dites homologues, sont déterminées, non par la loi des répétitions, mais par la grande et universelle loi des concordances physiologiques ou de la convenance des moyens avec le but.

En formulant cette objection, l'auteur des Leçons d'anatomie comparée n'envisageait la question que sous un de ses points de vue, et il négligeait d'en saisir l'ensemble. La loi des concordances physiologiques, qui nous fait comprendre la convenance des moyens employés par la nature, avec le but qu'elle se propose, ne contredit pas la loi des répétitions, qui cherche, de son côté, quelle est l'origine des matériaux ainsi mis en œuvre et quelle en est le véritable caractère. En y réfléchissant davantage, on ne tarde pas à voir que ces deux lois se confirment réciproquement, bien plutôt qu'elles ne s'excluent.

Qui voudrait nier, par exemple, que les organes de l'homme ne soient, comme ceux des animaux ou des végétaux, appropriés aux fonctions que ces êtres doivent remplir; mais qui donc pourrait prouver que la nature ne varie pas ses effets, en répétant les instruments dont elle dispose?

Pourquoi donc alors ne pas chercher les rapports que ces instruments peuvent avoir les uns avec les autres, chacun dans son propre genre, et en dehors de l'usage spécial auquel ils sont individuellement affectés ou des formes par lesquelles ils sont appropriés à ces usages? Les vertèbres dorsales, quoique multiples, ne sont-elles pas, pour Cuvier comme pour tous les anatomistes, des vertèbres au même titre que celles des lombes ou de la région cervicale, c'est-à-dire la répétition, sous des formes plus ou moins variées, d'une seule et même sorte d'organes, que nous pouvons retrouver ailleurs absolument identiques entre eux, comme cela se voit en effet chez les serpents?

Et si tout le monde est d'accord aujourd'hui pour voir dans le sacrum une réunion de vertèbres, aussi bien que dans la colonne dorsale d'un oiseau ou dans les pièces également soudées entre elles qui soutiennent le cou d'un cétacé, pourquoi ne rechercherait-on pas si la tête, qui n'est en définitive qu'un prolongement modifié du tronc, ne résulte pas elle-même de l'association d'éléments comparables à ceux dont celui-ci est formé, mais qui se seront métamorphosés en vue d'une autre fonction?

C'est par un raisonnement analogue que les botanistes ont été conduits à voir dans les appendices plus ou moins diversiformes qui composent la fleur des végétaux, des parties de même ordre que certaines autres, ayant sur d'autres points du végétal la forme de feuilles ou celles de bractées, de stipules, de cotylédons, etc. Ce que les botanistes appellent des *métamorphoses*, les zoologistes le désignent par le nom de *transformations d'organes homologues*, ou par celui d'*homologues organiques*. Linné, Wolf, Goethe, de Candolle, M. Dunal, et beaucoup d'autres après eux, en ont formulé la théorie pour ce qui regarde les végétaux. On peut dire, à la gloire des anatomistes français, que c'est l'un d'entre eux, Vicq d'Azyr, qui a le premier fait en zoologie, et il y a de cela plus d'un siècle, des remarques du même ordre.

Il résulte des considérations préliminaires qu'on vient de lire, que parmi les principes fondamentaux qui guident maintenant les anatomistes dans leurs savantes recherches, il en est deux qui, bien que contestés par certains auteurs en renom, méritent cependant une attention toute particulière, et cela à cause de l'importance des découvertes auxquelles ils ont conduit ou peuvent conduire encore. Ces deux principes, dont nous aurons fréquemment l'occasion de faire des applications dans ce travail, ont pour objet, le premier la *recherche des organes homologues*, et le second *celle des organes analogues*[1].

Ils nous montrent comment les différentes parties dont chaque espèce est formée, résultent de la combinaison, dans des proportions plus ou moins variées, des mêmes éléments histologiques; comment ces parties, quoique très-différentes les unes des autres, surtout chez les animaux supérieurs, peuvent être ramenées à un petit nombre de genres; comment on les retrouve avec des formes plus ou moins semblables et dans un état plus ou moins com-

[1] Tout en étant d'accord sur ces principes et sur leur valeur, plusieurs anatomistes les indiquent par des noms différents, ou bien ils transposent les sens des dénominations sous lesquelles nous les indiquons ici. C'est une différence dans les mots plutôt qu'une différence dans le idées; il nous suffira de l'avoir signalée. Des détails plus étendus sur ce point seraient sans utilité pour le but que nous nous proposons.

parable, chez les espèces inférieures d'une classe donnée ; comment, enfin, certains organes, en se modifiant dans les diverses espèces d'un même type, prennent des formes différentes lorsqu'ils servent à d'autres fonctions.

Ces notions générales, qui sont indispensables à la philosophie de la science, ne sont pas inutiles dans la pratique, et quoique nous soyons encore assez loin de pouvoir, comme l'aurait désiré Cuvier, « constater l'étendue du cercle dans lequel elles sont vraies, » nous ne devons pas pour cela négliger d'y avoir recours. Il faut éviter, comme le voulait aussi ce célèbre observateur, de généraliser sans examen; mais il ne faut pas moins se garder d'examiner sans chercher à généraliser.

Les détails dont l'observation sert de base à la science, sont infinis, et ce n'est qu'en jugeant des rapports qu'ils ont entre eux que nous pouvons espérer de tirer quelque profit de leur étude. Agir autrement, ce serait s'exposer à faire perdre à l'histoire naturelle les brillantes qualités qu'elle doit au génie de Buffon, ainsi qu'aux patientes recherches des hommes éminents dont nous allons exposer les travaux.

Nous aurons plus d'une fois l'occasion d'en voir la preuve, en traitant, dans les pages qu'on va lire, les problèmes sans nombre que soulève l'étude raisonnée du squelette humain. C'est là ce qui nous a décidé à insister, dans ce premier chapitre, sur les principes féconds auxquels l'ostéologie doit des découvertes à la fois si curieuses et si inattendues.

CHAPITRE II.

REMARQUES EMBRYOGÉNIQUES ET PALÉONTOLOGIQUES SUR LE SQUELETTE — ÉTATS DIVERS SOUS LESQUELS IL SE PRÉSENTE.

Quoique le squelette n'ait, dans l'économie, qu'un rôle purement passif, son étude n'en a pas moins une très-grande importance. La structure et la disposition particulière des éléments organiques qui le composent, la multiplicité des pièces qu'on y distingue, les variations que ces pièces elles-mêmes éprouvent dans leur nombre ou dans leur forme, suivant la série des âges, ne sont pas moins curieuses à observer que leurs usages dans la protection des viscères et dans la locomotion musculaire. Les os jouissent d'ailleurs de la propriété de se conserver plus facilement qu'aucune autre de nos parties, et les caractères qu'ils présentent dans la série des espèces animales sont assez faciles à saisir pour que nous puissions les employer dans nos diagnoses scientifiques.

Il n'y a de véritables os que chez les animaux vertébrés. Aucune des pièces dures propres aux invertébrés n'a encore montré une structure analogue à celle de ces organes, et, dans chaque espèce vertébrée, ils offrent habituellement quelques particularités de forme, par lesquelles ils traduisent assez complètement les caractères du reste de l'économie ou les signalent par leur disposition spéciale. Aussi pouvons-nous, dans presque tous les cas, distinguer les nombreuses espèces des animaux à squelette, par la seule inspection des caractères que présentent leurs parties dures, et les notions auxquelles nous arrivons ainsi sont presque aussi complètes que si nous avions tous les organes de ces animaux sous les yeux.

C'est la notion de cette curieuse concordance entre les parties molles et celles dont il s'agit ici, qui nous a permis de connaître et de classer dans les séries naturelles, tant d'êtres curieux dont les races éteintes depuis longtemps ont autrefois peuplé la terre.

Leur examen nous montre comment les espèces auxquelles ces débris ont appartenu différaient de celles qui vivent maintenant sous nos yeux, et nous jugeons ainsi de leurs caractères avec autant de précision que s'il s'agissait des animaux dont l'organisation nous est le mieux connue.

Guettard, le savant devancier de Lamarck et de G. Cuvier, avait bien compris l'utilité des études ostéologiques, lorsqu'il conseillait aux naturalistes d'aborder une description plus détaillée du squelette des quadrupèdes et des poissons. « C'est là, disait-il avec raison, un vaste champ où l'anatomie comparée n'est encore que trop peu entrée. J'entrevois qu'il y aurait les découvertes les plus curieuses à y faire, et ces découvertes ne pourraient qu'infiniment éclairer le naturaliste dans la comparaison qu'il est souvent obligé de faire des ossements fossiles avec les animaux qu'il peut se procurer [1]. »

Déjà, Antoine de Jussieu et plusieurs autres naturalistes du XVIIIe siècle avaient essayé quelques-unes de ces comparaisons, mais sans pouvoir leur donner toute la précision désirable [1]. Daubenton, P. Camper, Blumenbach, Pallas, etc, en firent un plus grand nombre ; d'autres auteurs ont encore multiplié ces recherches, et, dès le commencement du siècle actuel, G. Cuvier s'est rendu célèbre par les nouvelles découvertes auxquelles ses grands travaux d'ostéologie comparée l'ont conduit.

Les recherches dont la même branche de l'anatomie a été l'objet depuis lors, sont aussi nombreuses que remarquables ; mais nous sortirions de la voie que nous nous sommes tracée, si nous cherchions à en donner ici même un simple résumé. Tel n'est pas le but que nous nous proposons.

Concurremment à ces travaux d'analyse, d'autres recherches, d'abord peu goûtées du public savant, mais qui ne sont pourtant ni moins curieuses que les précédentes ni moins fécondes en déductions philosophiques, préoccupaient aussi certains anatomistes. Leur but était de reconnaître ces rapports homologiques dont nous avons

[1] *Mémoires de Guettard*, tom. I, pag. 15 ; 1774.

[2] Les os qu'A. de Jussieu signale dans les sables des environs de Montpellier, comme étant d'hippopotames, sont plus probablement des os de rhinocéros ou de sirénides. Son mémoire a paru en 1724, dans l'*Histoire de l'Académie des sciences de Paris*.

déjà parlé, et de comprendre les lois qui président à l'agencement des organes aussi bien qu'à leurs transformations. Une étude approfondie des espèces animales qui ont vécu aux différents âges de la vie du globe, et l'examen attentif des espèces actuelles envisagées dans la série des âges qui complètent la vie de chacune d'elles, étaient indispensables pour arriver à ce résultat.

Par la recherche des analogies organiques que les différents animaux ont entre eux, l'anatomie analytique poursuivait avec plus de sûreté sa marche au milieu des innombrables détails qu'elle doit aborder en vue de ses applications à la médecine, à la zoologie et à la paléontologie, mais elle eût été impuissante à rendre cette analyse féconde, si la connaissance des homologies organiques n'était venue perfectionner ses résultats en éclairant les voies autrefois inconnues dans lesquelles elle venait de s'engager.

Après la première tentative de Vicq d'Azyr sur la correspondance des os des membres, tentative qui nous paraît presque timide aujourd'hui, vinrent les essais d'Oken, de Blainville, et d'un petit nombre d'autres observateurs, sur l'homologie que les parties osseuses de la tête ont avec les pièces dont est formé le squelette du tronc.

Les vues de Bichat et celles de quelques autres anatomistes sur les membranes; la théorie de Blainville relative au même sujet et celle qu'il a émise pour faire comprendre les cryptes et les phanères, appartiennent aussi à cet ordre d'idées et conduisent de même à la notion générale de l'organisme.

C'est par ces recherches que nous arrivons à la conception de ce type commun des espèces dans chacun des grands groupes naturels, type dont Platon cherchait déjà l'*idée* et qui, sans se réaliser nulle part, est également évident partout, quels que soient les animaux que l'on examine, l'âge sous lequel ils se présentent à nous, et l'époque géologique à laquelle ils ont appartenu.

Le squelette humain, aussi bien que celui des autres animaux vertébrés, est formé par un ensemble de pièces osseuses reliées entre elles par des ligaments, et qui sont mobiles ou fixes les unes par rapport aux autres, suivant les points du corps dans lesquels on les étudie ou suivant les usages qu'elles doivent remplir.

Semblable à celui de la plupart des autres espèces du même embranchement, il constitue également la charpente générale du corps; mais son ossification ne se fait pas toujours avec une égale rapidité, et dans l'embryon humain, comme aussi dans celui de tous les autres vertébrés, on ne trouve d'abord que la gangue générale du squelette, mais point encore les différentes pièces résistantes qui caractérisent déjà le fœtus ou qui seront si évidentes pendant les autres âges.

Il arrive aussi, dans certains cas, que plusieurs des pièces dont le squelette se compose, deux, trois ou un plus grand nombre encore, se soudent entre elles après avoir été d'abord séparées les unes des autres, et qu'elles ne forment plus, en apparence du moins, qu'un seul et même os, qu'on décrit en général, dans la plupart des ouvrages d'anatomie, comme une pièce unique.

C'est ce que l'on voit surtout aux endroits du squelette qui sont perforés pour livrer passage à quelque organe ou pour servir d'enveloppes.

Les trous, les canaux ou les cavités résultent en général du rapprochement de plusieurs pièces primitivement distinctes, et qui se réunissent les unes aux autres par une sorte d'ankylose naturelle. La cavité cotyloïde, le canal vertébral, la fosse orbitaire, le trou occipital se forment toujours de cette manière, et il en est de même de la plupart des autres orifices osseux. Cependant, le trou de la fosse olécrânienne, que l'on voit quelquefois chez l'homme et qui est fréquent dans les mammifères, s'ouvre par suite d'une véritable résorption de la substance osseuse ; certaines autres perforations résultent d'une sorte de reploiement de quelque lame osseuse ou du rapprochement de deux apophyses fournies par un même os; le trou sous-orbitaire nous en montre un exemple très-évident.

Une véritable soudure a lieu, pour certains os des membres, entre leurs rayons primordiaux, qui se rapprochent et se confondent bientôt entre eux.

On a nommé ces réunions d'os, des soudures, des coalescences ou des conjugaisons, et l'on a quelquefois attribué à ce fait, qui est cependant loin d'être général, le caractère d'une loi rendant compte du mode de formation de toutes les perforations naturelles que l'on remarque à la surface des os [1].

La loi dite des éminences ne paraît pas plus absolue. Toute saillie osseuse ne se développe pas, comme elle l'exigerait, par un point spécial d'ossification, et il y a des apophyses, c'est-à-dire des saillies de la surface des os, qui sont une continuation du travail de l'ossification propre au corps même de ces os.

L'apophyse zygomatique du temporal est de ce nombre, et il en est de même, quoi qu'on en ait dit, pour l'axe osseux de la corne chez la plupart des ruminants [2].

Cette règle s'applique, il est vrai, à certaines saillies apophysaires des vertèbres et surtout aux épiphyses. Nous aurons même l'occasion de reconnaître plus d'une

[1] « La troisième des règles de M. Serres, ou sa loi de *perforation*, n'est qu'une extension de la deuxième (c'est-à-dire, de la loi de conjugaison). Il pense que les canaux osseux, comme les trous, ne sont formés que par conjugaisons et que leurs parois ont consisté d'abord en pièces séparées. Il voit ces pièces longitudinalement placées autour des os des très-jeunes fœtus; il les voit autour des canaux semi-circulaires de l'oreille, autour de l'aqueduc de Fallope; il les retrouve en un mot partout où les os sont percés ou creusés de canaux prolongés.» Cuvier, *Histoire des progrès des sciences naturelles*, tom. III, pag. 415; année 1819.

Voy. pour quelques-unes des remarques générales auxquelles l'ostéogénie, c'est-à-dire la formation des os, a donné lieu en France: Serres, *Mém. div.* et *Princ. d'anat. transcendante.*

[2] Les cornes des girafes paraissent être seules épiphysaires; le même caractère ne se voit pas habituellement chez les ruminants pourvus de cornes à étuis et on ne le trouve point chez les cervidés.

fois que tels noyaux d'ossification, qu'on prend souvent pour la deuxième ou la troisième épiphyse d'un même os, aux membres par exemple, est l'indice d'un ou de deux autres os différents de celui que ces épiphyses accompagnent. Elles montrent qu'une conjugaison véritable s'est opérée entre les éléments dont cet os est formé. Le peu de développement des os collatéraux a fait le plus souvent méconnaître leur véritable caractère, mais la persistance de leurs épiphyses peut servir à les faire constater. Le canon des ruminants, de même que celui des gerboises et des oiseaux, nous donne à cet égard des indications que nous essaierons d'appliquer plus loin à la détermination exacte du mode de formation de l'humérus et du fémur.

Le phosphate de chaux est l'agent principal de l'ossification du squelette ; il encroûte et durcit certaines cellules d'une espèce particulière, qu'on ne peut voir qu'avec un fort grossissement et qui ont été désignées par les différents noms de corpuscules osseux, d'ostéoplastes, de cellules osseuses ou de cellules de Virchow.

Ces éléments microscopiques des os se disposent par couches concentriques, qu'on a comparées aux couches d'accroissement des végétaux dicotylédones, et dont les plus récentes sont également les plus extérieures. En même temps que les nouvelles couches apparaissent, celles de la partie interne des os peuvent se détruire d'une manière plus ou moins complète, et alors les os deviennent fréquemment fistuleux. Des sinus se creusent dans certains d'entre eux ; leur tissu intérieur devient plus spongieux, ou bien encore leurs parois se dédoublent d'une manière plus ou moins évidente en deux tables distinctes.

On démontre clairement le mode d'accroissement des os, au moyen de la poudre de racine de garance, qui, prise avec les aliments, a la propriété de colorer en rouge les cellules osseuses qui se développent pendant que l'animal est soumis à ce régime. Duhamel, M. Flourens et plusieurs autres physiologistes sont arrivés, par des expériences de cette nature, à des résultats fort curieux.

Chaque os forme un système à part de cellules étoilées, groupées le plus souvent autour des canalicules osseux, dont la réunion est enveloppée par une membrane particulière dite le *périoste*.

Cette membrane paraît jouer un rôle actif dans la production des couches calcaires, à peu près comme le liber des arbres concourt à former les nouvelles couches de l'aubier.

Les os, envisagés dans l'ensemble des vertébrés, varient singulièrement de forme, de consistance et d'aspect. Leur structure microscopique présente aussi des différences importantes, et la distinction en os longs, plats ou courts, dont on se sert dans les ouvrages d'anatomie humaine, n'a de valeur que pour l'étude de l'homme ou pour celle des autres espèces prises isolément. Elle ne saurait servir, en anatomie comparée, pour aider à retrouver les os qui sont analogues entre eux, car la même pièce peut se présenter avec les caractères d'un os long, court ou plat, suivant qu'on l'étudie dans telle ou telle espèce; et si l'on se laissait guider dans cette recherche par les indications de la forme, on arriverait à des résultats fort souvent erronés.

D'autre part, comme les cellules osseuses et la matière qui les encroûte ne se montrent pas encore dans les premiers linéaments du squelette des vertébrés, lorsque leurs autres organes apparaissent, et comme le nombre des os varie avec l'âge ou dans les différentes espèces, on éprouve beaucoup de difficulté à retrouver un même élément osseux dans les animaux des différents groupes ou même dans des sujets d'une seule et même espèce, lorsque ceux-ci ne sont pas au même degré de développement. Il est d'ailleurs reconnu aujourd'hui que, dans une seule classe et souvent dans une même famille d'animaux, le nombre des os n'est pas constant, les segments osseux du corps y étant plus ou moins multipliés, et chaque segment ou chaque membre ne présentant pas toujours exactement le même nombre de pièces.

Chez certaines espèces de poissons et de batraciens, les os ne se développent qu'après la naissance et seulement dans un petit nombre de points du corps. Le branchiostome ou amphioxus n'en montre même aucune trace, à quelque âge qu'on le prenne, et son squelette n'arrive pas à la consistance cartilagineuse. On sait que ce poisson, qui est le dernier et par conséquent le plus simple de tous les animaux vertébrés, présente des particularités non moins singulières dans le reste de son organisation.

Habituellement, il y a chez les autres espèces une seconde phase dans le développement du squelette, et cette autre phase constitue un état intermédiaire entre la condition primitive ou fibro-muqueuse, et l'état définitif ou réellement osseux. C'est l'état cartilagineux, qui est à son tour persistant dans quelques parties du squelette, même chez l'homme et chez les animaux supérieurs.

Les cartilages diffèrent chimiquement des os véritables; ils s'en distinguent aussi par la forme de leurs cellules, qui sont simples et dépourvues de canalicules.

La substitution des cellules osseuses aux cellules cartilagineuses produit les os véritables; elle commence, pour chaque pièce du squelette, par un seul point lorsque l'os n'a pas d'épiphyse, et par deux ou par trois points placés en série lorsque l'os a une ou deux saillies épiphysaires, comme c'est le cas pour le corps des vertèbres et pour la plupart des os longs dont le squelette des membres est formé. La partie située entre les épiphyses répond au corps des os; on l'appelle la diaphyse.

Les corps vertébraux, comme tous les autres os, se montrent préalablement sous l'état cartilagineux, et la première apparition de leurs cartilages est même précédée par l'existence de la gangue squelettique primitive, qu'on a souvent appelée l'état muqueux du squelette.

La corde dorsale (*chorda dorsalis* ou *notochorda*) est une sorte de gaîne fibreuse remplie d'utricules simples; elle est un des éléments essentiels du squelette muqueux et doit son nom à l'aspect filiforme qui la distingue. C'est elle qui constitue le véritable axe du système squelettique.

On constate sa présence chez les animaux supérieurs, même chez l'homme, aussi bien que chez les vertébrés inférieurs; mais, comme elle disparaît de très-bonne heure dans les espèces élevées, c'est pendant la vie embryonnaire qu'il faut alors en opérer la recherche.

Ailleurs, on la voit encore chez le fœtus ou chez le têtard, et il est certaines espèces, telles que les poissons sturioniens, les cyclostomes, etc., qui la conservent pendant toute leur vie; ces poissons manquent, par conséquent, de corps vertébraux osseux ou même cartilagineux.

L'étude des poissons fossiles a conduit à quelques remarques curieuses relativement à l'existence de la corde dorsale dans la série des vertébrés. Chez les espèces propres aux anciennes formations géologiques, elle était plus souvent persistante que chez celles d'aujourd'hui ou de la période tertiaire, et l'on ne connaît pas encore parmi les poissons des formations paléozoïques, une seule espèce qui ait eu des corps vertébraux. Toutes conservaient leur corde dorsale, et pourtant, dans beaucoup d'entre elles, le reste du squelette se solidifiait.

Ainsi, l'axe du squelette, qui est d'abord occupé par la corde dorsale, est bientôt envahi, dans un grand nombre d'espèces et surtout dans les espèces supérieures, par des disques cartilagineux ou osseux, et ces disques sont séparés les uns des autres par des fibro-cartilages qu'on a regardés comme des restes de la corde elle-même. Ils répondent aux corps des vertèbres; leur nombre est plus ou moins considérable suivant les espèces, et leur succession en série longitudinale forme l'axe de tout le système du squelette.

Une double paire de lames osseuses se rattache en général à chacun de ces disques vertébraux, qu'il est si facile d'isoler sur la plupart des squelettes, par exemple chez les ichthyosaures, chez les squales et chez certains autres ovipares; au contraire on les sépare avec peine chez les mammifères adultes, et surtout chez les oiseaux.

Ces doubles lames osseuses sont opposées l'une à l'autre; leur ossification suit des phases analogues, et leurs éléments ou les branches qui les composent se réunissent ultérieurement deux par deux. Alors elles forment au-dessus et au-dessous des corps vertébraux, d'abord une espèce de fourche, et ensuite un cercle fermé dont la dimension est proportionnelle à celle des viscères qui se logent dans leur canal.

La succession des arcs ou cercles supérieurs aux corps des vertèbres enveloppe le système nerveux encéphalo-rachidien, et l'ensemble, toujours plus ou moins diversifié, des cercles inférieurs forme un canal analogue qui reçoit les viscères de la vie végétative, c'est-à-dire les organes de la nutrition et ceux de la reproduction. On voit aussi dans ces derniers un système nerveux particulier, antagoniste du système encéphalo-rachidien, quoique mis en rapport avec lui par des filets de communication. Ce système nerveux de la vie végétative est ganglionnaire comme celui des animaux articulés, et il suit, dans la disposition, tantôt isolée, tantôt coalescente de ses articles ou ganglions successifs, une marche assez analogue à celle des arcs infra-vertébraux dans lesquels il est reçu.

Chacun des arcs supra ou infra-vertébraux peut être partagé en plusieurs pièces auxquelles on a donné des noms différents, suivant qu'on les prend sur tel point du corps, ou au contraire sur tel autre; et la réunion des uns comme celle des autres constitue une série de parties osseuses qui sont plus ou moins diversiformes, mais dont il nous sera facile de démontrer les homologies.

D'abord séparées sur la ligne médiane, les lames latérales de chacun des arcs supérieurs aux corps vertébraux et celles des arcs qui sont inférieurs aux mêmes corps, se soudent l'une à l'autre pour former des cercles. Leur disjonction primitive est alors plus ou moins dissimulée. C'est là ce que M. Serres a nommé la loi de symétrie, loi suivant laquelle tout os situé sur la ligne médiane est regardé comme ayant été primitivement double. Les pièces du sternum ne paraissent pas échapper à cette règle, qui est également évidente pour les apophyses épineuses des vertèbres, mais on ne peut y faire rentrer, ni la corde dorsale ni les corps vertébraux [1]. Ceux-ci, du

[1] Le cycléal des poissons, c'est-à-dire leur corps vertébral, se divise cependant quelquefois et par certains procédés de macération,

moins chez les vertébrés supérieurs, ne se laissent à aucun âge partager en deux parties, l'une droite, l'autre gauche, par rapport au plan médian qui divise aussi les autres organes de l'animal.

Le caractère de duplicité de ces organes avait été remarqué depuis longtemps [1], et de Blainville en a fait l'un des traits distinctifs des trois premiers embranchements du règne animal, lorsqu'il a réuni ces embranchements, dans sa classification de 1816, sous le nom d'animaux pairs ou *artiomorphes*. La même disposition morphologique se retrouve en effet dans les vertébrés, dans les articulés et dans les mollusques, mais avec cette différence que les mollusques sont des animaux inarticulés, que les entomozoaires ne sont articulés qu'extérieurement, et que les vertébrés ont au contraire les articulations placées à l'intérieur et représentées par les segments successifs dont leur squelette est formé.

Il importe de bien comprendre la composition de ces segments ou éléments fondamentaux du squelette, qui sont assez comparables à des 8 de chiffre, attendu qu'ils

en deux parties latérales qui permettent de le dédoubler; je n'ai pas réussi à décomposer ainsi celui des vertébrés allantoïdiens, même en ayant recours à la macération dans une dissolution de potasse qui, en enlevant aux os leur fibrine, permet parfois d'en séparer les éléments primitifs et d'en opérer ainsi une sorte de clivage.

[1] Certains organes médians et unis par soudure chez les animaux supérieurs, restent séparés et constamment dédoublés chez des animaux moins parfaits. On en a un exemple curieux dans la partie antérieure de la langue et dans le pénis des ophidiens et des sauriens.

résultent de l'accolement ou de la superposition de deux cercles, dont le point de tangence est occupé par le corps de chaque vertèbre.

Le squelette du tronc est formé, dans la majorité des cas, par la succession de ces segments, et la vertèbre, c'est-à-dire le corps vertébral plus l'arc nerveux formant les apophyses transverses, articulaires et épineuses, constitue la plus grande partie de chacun de ces segments, en leur fournissant la pièce centrale et l'arc supérieur.

Le cercle inférieur au centre vertébral répond aux côtes telles qu'on les voit dans la région du thorax, et celles-ci ont pour homologues aux autres parties du corps, les mâchoires, les os en V ou os sous-caudaux, ainsi qu'un petit nombre d'autres pièces dont nous ne parlerons que dans les chapitres suivants.

Disons seulement ici qu'on peut démontrer la présence de ces arcs ou anneaux supérieurs et celle des arcs ou anneaux inférieurs, à la tête aussi bien qu'au cou, au thorax, aux lombes, au sacrum et même à la partie coccygienne, c'est-à-dire dans les différentes régions du corps ; mais à la condition de prendre pour types certaines espèces choisies dans des groupes différents. Les segments sont souvent très-différents les uns des autres, surtout si l'on prend l'homme adulte pour exemple ; mais la démonstration de leurs rapports homologiques n'offre plus de difficultés si l'on a recours pour l'établir aux différents ordres de preuves que nous avons invoquées plus haut.

Une étude attentive du développement de quelques espèces suffirait pour nous donner l'explication de l'apparente diversité qui préside à la composition ostéologique des animaux vertébrés, et l'embryon humain se prête comme celui des mammifères à cette démonstration.

On sait, en effet, qu'à mesure que l'évolution de l'embryon s'accomplit, sa forme, primitivement aussi simple à beaucoup d'égards que celle des vertébrés inférieurs, se complique dans son ensemble aussi bien que dans les diverses parties dont son corps est constitué. L'axe squelettique ou la corde dorsale, qui avait d'abord apparu, fait bientôt place aux premiers noyaux cartilagineux des centres vertébraux ; les sillons longitudinaux, véritables rentrées de la peau destinées à loger, l'une le système nerveux cérébro-spinal, l'autre les viscères nutritifs et reproducteurs, se ferment peu à peu, et chacun des segments squelettiques, composé de son centre et de ses arcs appendiculaires, tend à prendre l'apparence particulière qu'il doit avoir chez l'adulte.

Ces différences dans la forme des segments sont en rapport avec la nature spéciale des fonctions auxquelles ils doivent concourir ; il en résulte, dans le squelette, comme aussi dans les organes membraneux et parenchymateux que celui-ci protége ou auxquels il sert de levier, cette admirable diversité des parties qui a fait comparer, avec raison, les actes physiologiques auxquels tous ces organes concourent chez les animaux supérieurs, à la division du travail telle qu'on l'observe dans les grands centres industriels. Chaque organe, quelle que soit sa forme première, y a pris un rôle spécial, et c'est du concours varié de tous ces actes que résulte la perfection des phénomènes vitaux.

Mais cette perfectibilité des systèmes organiques n'est propre qu'aux espèces supérieures, et l'uniformité des parties telle qu'on l'observe chez des animaux moins élevés, nous permet d'expliquer la variété, en apparence si grande, qui caractérise le corps humain, car, chez espèces inférieures, les mêmes organes se retrouvent sous une forme plus simple.

On peut dire, sans cesser d'être exact, que l'organisme des animaux supérieurs, comme aussi celui de l'homme, n'est que la répétition, sous des formes plus ou moins variées, d'un petit nombre de parties élémentaires qu'on retrouve pour la plupart, mais dans des conditions plus simples et avec plus d'uniformité, dans les espèces inférieures du même embranchement.

Comme nous l'avons déjà fait observer, c'est cette aptitude de nos éléments histologiques et de nos parties homologues à la diversité et à la complication des formes, qui rend plus fréquents dans notre espèce les écarts tératologiques. Le défaut de soudure ou la soudure incomplète des arcs supérieurs et celui des arcs inférieurs à l'axe squelettique y produisent les *spina-bifida* et les autres fissures du rachis, le bec-de-lièvre, la fissure sternale, etc.

La cyclopie, la symélie, et autres vices de conformation dont on trouvera la description dans les ouvrages des tératologues, y sont au contraire le résultat de soudures anormales. Parmi ces altérations, les plus fréquentes portent sur les arcs osseux du crâne, qui sont d'ailleurs les plus profondément modifiés, ou sur les membres.

L'augmentation ou bien encore la diminution anormale du nombre des segments osseux, sont d'autres conditions tératologiques tout aussi faciles à comprendre, et qui s'éclairent à l'étude du développement normal, en même temps qu'elles font mieux saisir les règles auxquelles celui-ci obéit [1]. En outre, les altérations du système osseux peuvent réagir sur les autres parties de l'économie, ou réciproquement en subir l'influence, ce qui permet souvent de juger des unes par les autres, comme en anatomie ordinaire nous nous faisons une idée de la disposition des organes mous par celle des parties squelettiques qui sont soumises à notre observation.

[1] On cite en tératologie un certain nombre de ces variations de nombre offertes par les segments vertébraux. Nous avons mentionné ailleurs un squelette pourvu de huit vertèbres cervicales, qui faisait partie de la collection de Dubrueil. M. Blanc, chef de clinique à Saint-Éloi, possède un squelette de femme qui porte six vertèbres lombaires et qui a néanmoins le nombre habituel de vertèbres dorsales et de vertèbres sacrées. Sœmmering, Otto et plusieurs autres anatomistes signalent l'existence dans le coccyx d'une vertèbre surnuméraire, et ils font observer que cette anomalie est plus fréquente chez la femme que chez l'homme.

CHAPITRE III.

DES OSTÉODESMES OU SEGMENTS OSSEUX DONT LA SUCCESSION FORME LE SQUELETTE DU CORPS.

Dans un travail sur l'organisation des mammifères, qu'il a publié en 1818 [1], de Blainville prenait pour axe anatomique, dans le corps des animaux vertébrés, le canal intestinal au lieu de la série des centres vertébraux, et, dans sa conception du squelette, il distinguait les pièces osseuses en pièces qui sont supérieures, latérales ou inférieures à ce canal. Conformément à cette manière de voir, les pièces médianes inférieures devenaient les antagonistes des vertèbres, et l'auteur leur appliquait le nom de *sternèbres*, emprunté aux pièces du sternum qui sont les principales d'entre elles. D'autre part, les pièces latérales ou appendiculaires étaient distinguées en deux catégories : celles qui sont retenues à certaines régions, comme les mâchoires, les cornes hyoïdiennes et les côtes ; et celles qui sont libres, telles que les membres antérieurs et les membres postérieurs.

Cette classification a dû être modifiée. Elle suppose,

[1] *Nouveau dictionnaire d'histoire naturelle*, édité par Deterville, tom. XIX, pag. 84 (article *Mammifères*.)—Voir aussi l'*Ostéographie* publiée par de Blainville, fascicule I, pag. 2.

entre les pièces du sternum et les vertèbres, un rapport qui n'existe certainement pas ; de plus, la distinction tout à fait secondaire qu'elle établit entre les membres et les appendices costaux paraît insuffisante.

Il semble plus convenable de prendre pour axe du squelette, et par conséquent pour axe de tout le corps, chez les animaux vertébrés du moins, la corde dorsale ou la série des centres vertébraux qui la remplacent dans le plus grand nombre des espèces. C'est ce que nous venons de faire, et c'est ce que la plupart des auteurs qui ont traité cette question ont également admis.

Les données élémentaires de la morphologie végétale sont jusqu'à un certain point applicables à la conception de cette partie du squelette. On peut dire, en effet, que les pièces qui le composent sont, comme celles que nous trouvons chez les plantes phanérogames, susceptibles d'être partagées en deux catégories : les unes formant l'axe ou le système axile ; les autres disposées latéralement à l'axe et comparables à celles du système appendiculaire des plantes. Ces dernières, tout en étant réellement homologues entre elles, ne diffèrent pas moins les unes des autres par leurs caractères physiologiques, que ne le font les éléments du système axile des végétaux.

Le système appendiculaire du tronc répond à l'ensemble des arcs affectés aux organes nerveux ou nutritifs, et ceux-ci, en devenant plus ou moins différents entre eux, suivant la nature des fonctions auxquelles ils concourent, sont également susceptibles, à cause de leur position par rapport à l'axe, d'être distingués en deux catégories. Ils sont en effet antérieurs ou postérieurs à l'axe, ou bien inférieurs et supérieurs à cet axe, suivant sa direction, et par leur réunion prochaine et deux à deux en anneaux épinerveux ou viscéraux, ils complètent chacun des segments osseux du corps.

Quoique toutes les parties de l'économie se coordonnent ainsi les unes par rapport aux autres et qu'elles s'harmonisent entre elles, le système cérébro-spinal et les viscères nutritifs ou génitaux que la succession des cercles supra et infra-vertébraux reçoit et protége, ne participent pas à la segmentation des éléments squelettiques. Cela tient à ce que leur origine embryogénique n'est pas semblable à celle de ces derniers; aussi leur vitalité est-elle, autant que cela est possible dans l'organisme des vertèbres, indépendante de celle des os.

Ces trois systèmes d'organes, osseux, nerveux et viscéraux, ne sont pas moins différents par la nature de leurs éléments histologiques; et les os, en particulier, forment bien réellement dans l'économie un système à part, comme Bichat l'avait déjà reconnu.

Ce système comprend, ainsi que nous le verrons plus loin, plusieurs catégories de parties osseuses. Ce que nous appelons le squelette chez l'homme, c'est-à-dire la succession des segments du corps et les os dont se composent les articles des membres, forme la principale de ces catégories. Une deuxième est représentée par le dermato-squelette ou squelette cutané de certains animaux, et il y en a d'autres encore dont nous parlerons dans un autre chapitre.

Dans l'ensemble du squelette proprement dit, les parties appendiculaires et leurs centres osseux forment une succession de segments habituellement distincts les uns des autres, d'autres fois plus ou moins confondus par certaines de leurs parties. Les vertèbres en constituent la portion axile et le cercle postérieur, c'est-à-dire la plus grande partie, et l'on a souvent étendu leur nom à l'ensemble des éléments de chaque segment.

Les côtes, ainsi que leurs homologues à la tête et à la queue, ont alors été regardées comme étant la partie inférieure de ces segments, dont chacun a reçu lui-même, mais par suite d'une extension un peu forcée et qui pouvait prêter à la confusion, le nom de *vertèbre*. Dans cette manière de voir, les côtes ou les mâchoires qui leur correspondent sont devenues des parties de la vertèbre.

Il eût mieux valu, dans l'intérêt de cette nouvelle conception, laisser au mot vertèbre le sens qu'il reçoit dans l'anatomie ordinaire, et donner à la totalité du segment dont la vertèbre fait partie et qu'elle peut même représenter à elle seule ou simplement par son corps, un nom nouveau.

Le mot *zoonites*, que nous avons quelquefois employé dans ce sens, n'est pas non plus sans inconvénients, si l'on se rappelle la signification qu'il a reçue de M. Moquin-Tandon et de Dugès, et celle qu'on doit lui reconnaître chez les vers inférieurs et chez les polypes hydraires.

Chez ces animaux, les segments détachés les uns des autres, ou les zoonites devenus libres à l'époque de la reproduction, jouissent, en effet, de toute l'indépendance vitale[1] qu'on leur attribuait théoriquement chez les annélides ou chez les articulés condylopodes. Mais il y a plus de distance encore entre les animaux vertébrés et les entozoaires et surtout les méduses, qu'entre ces mêmes animaux et les articulés. Le zoonite osseux n'est plus l'analogue du zoonite ténioïde ou médusaire, et nous devons lui donner un autre nom. Celui d'*ostéodesme*, qui signifie une articulation formée de pièces osseuses, nous a paru plus convenable et nous proposons d'en faire usage.

Chacun des segments osseux dont se compose le squelette de la tête et du tronc envisagé chez les vertébrés, sera donc ostéodesme.

É. Geoffroy a, l'un des premiers, modifié la stéréotomie ostéologique que de Blainville avait proposée. Prenant pour type de tout segment osseux le segment caudal du poisson, dont les deux arcs supérieur et inférieur sont égaux ou bien près d'être égaux entre eux, et si semblables l'un à l'autre qu'on a souvent de la peine à reconnaître leur caractère nerveux ou viscéral, il établit ainsi[2]

[1] C'est l'état que M. Van Beneden désigne, dans ses beaux travaux sur les vers ténioïdes et sur les polypo-méduses, par le nom de *proglottis*.

[2] *Mémoires du Muséum de Paris*, tom. IX, pag. 89; 1822.— *Ann. des sc. nat.*, tom. III, pag. 173; 1824.

la classification des pièces dont se compose la vertèbre type :

Une vertèbre, c'est-à-dire notre ostéodesme, est composée, « si rien n'en gêne le développement, » « de neuf parties primitives ou de neuf matériaux élémentaires. » Du *cycléal*, qui est une pièce unique et moyenne formant le corps de chaque vertèbre, « partent, pour former la région dorsale et pour circonscrire le *système médullaire*, deux ailes qui commencent par le *périal* de droite et par le *périal* de gauche, et qui sont ramenées sur elles-mêmes et en forme d'anneau, au moyen de l'*épial* droit et de l'*épial* gauche. Le même arrangement, dans un état inverse toutefois, forme la région ventrale et sert d'enveloppe au *système sanguin*. Les composants de cette enceinte sont le cercle produit par les *paraaux* et les *cataaux*. » Les périaux sont les arcs supérieurs aux vertèbres ; leur ensemble répond aux apophyses articulaires et épineuses ; les paraaux sont les arcs costaux, les os en V, etc. Quant aux épiaux et aux cataaux d'É. Geoffroy, ce sont les rayons qui soutiennent les nageoires impaires des poissons.

Laurent[1], M. Straus et la plupart des auteurs qui ont étudié ces questions, ont admis une classification analogue des éléments osseux du tronc, mais sans s'astreindre à user des termes employés par Geoffroy. L'un d'eux,

[1] *Journal des progrès*, tom. XIV et XV ; 1829. — *Notes additionnelles* à la traduction française de l'*Anatomie comparée de Meckel*, tom. VI, pag. 480.

M. Richard Owen, en a proposé une nouvelle nomenclature, dont on trouvera l'exposé complet dans le savant ouvrage qu'il a publié en français sous le titre de *Principes d'ostéologie comparée* [1].

Dans la nomenclature de M. Owen, les périaux de Geoffroy prennent le nom d'arcs neuraux et se divisent en *neurapophyses* et *neurépine*. La neurépine est, à proprement dire, la partie saillante des apophyses épineuses. Aux paraaux, répondent les *arcs hémaux* subdivisés en *hémapophyses* et en *hémépine*. Quant au *cycléal* ou corps de la vertèbre, il reçoit de M. Owen le nom de *centrum*. Entre lui et les arcs neuraux ou hémaux se groupent plusieurs autres éléments auxquels le savant naturaliste anglais donne les noms de *diapophyse*, *pleurapophyse* et *zygapophyse*. En outre il peut y avoir d'autres pièces encore, dites *zygapophyses*, et qui sont situées, pour chaque côté, supérieurement entre la neurépine et la neurapophyse, et inférieurement entre l'hémapophyse et l'hémépine. Restent enfin les épiaux et les cataaux de Geoffroy. M. Owen donne aux deux portions des premiers les noms d'*interneural* et de *dermo-neural*, et aux deux portions des seconds, les noms d'*inter-hémal* et de *dermo-hémal*.

Voici une application de ces différents termes à l'un des segments du squelette humain pris dans la région dorsale et conformément aux idées de l'auteur, qui les a proposés :

[1] In-8°. Paris, 1855.

La crête de l'apophyse épineuse est une neurépine; les apophyses articulaires sont des diapophyses; le corps de la vertèbre est un centrum; la partie osseuse de la côte représente la pleurapophyse; sa partie cartilagineuse est l'hémapophyse, et l'os correspondant du sternum est une hémépine. Il faut chercher ailleurs, dans le squelette humain ou dans celui des animaux à vertèbres, les exemples des autres parties indiquées dans l'énumération que nous avons donnée plus haut des éléments dans lesquels la vertèbre type est divisible. Chaque segment typique ou vertèbre complète peut, en outre, dans l'opinion de M. Owen, supporter des *appendices divergents* ou membres, et le membre supérieur est l'appendice divergent de la vertèbre occipitale.

Tous ces différents éléments du segment typique sont loin de se retrouver avec les mêmes particularités dans la série des animaux vertébrés. On remarque même qu'ils ont entre eux des différences très-évidentes, si on les examine dans la seule classe des mammifères. Le nombre des segments ou ostéodesmes varie souvent d'un genre à l'autre, et dans le corps d'un même animal les différents segments n'ont pas non plus le même nombre de pièces osseuses. Tandis que les uns prennent un développement exagéré, d'autres s'atrophient, tendent à disparaître ou même ils ne se développent pas du tout.

Ce sont ces métamorphoses diverses qui donnent aux segments de chaque région des caractères particuliers, et elles servent à distinguer entre elles les pièces des régions dites céphalique, cervicale, dorsale, lombaire, sacrée et coccygienne.

Le coccyx humain, comparé à la queue des animaux chez lesquels cette partie du squelette conserve son allongement primitif, pouvait être facilement reconnu par une série de vertèbres ankylosées et, pour ainsi dire, réduites à leur corps ou centre osseux.

Il n'était pas très-difficile non plus de voir dans le sacrum, que l'on décrit pourtant comme un seul os chez l'adulte, une réunion de vertèbres soudées les unes aux autres par leurs corps et par leurs apophyses transverses, et, avant que la loi des homologies organiques ne fût formulée, on savait très-bien que les vertèbres de diverses régions ne sont que la répétition plus ou moins modifiée d'un seul et même modèle osseux.

Quoique ce modèle primitif de toute vertèbre et de tout ostéodesme fût aussi celui qui devait servir à expliquer la composition de la tête osseuse, la démonstration de leur similitude organique offrait plus de difficulté; et, bien que l'idée en fût venue dès la fin du dernier siècle ou au commencement du siècle actuel à plusieurs anatomistes, cette curieuse homologie ne put être démontrée que par Oken. Encore mêla-t-il à ses déterminations quelques erreurs et des vues par trop hypothétiques qui en retardèrent l'adoption.

Le travail de ce célèbre naturaliste sur la composition vertébrale du crâne jouit maintenant d'une célébrité méritée; mais il fut d'abord à peine remarqué.

Il en fut de lui comme du mémoire de Goethe sur les métamorphoses des plantes, et les savants français qui professèrent vers la même époque, quoique un peu plus tard, une conception analogue, MM. Duméril et de Blainville par exemple, ne le citèrent même pas. Au dire d'É. Geoffroy, le mémoire dans lequel M. Duméril exposa, en 1808, devant l'Académie des sciences de l'Institut, ses vues sur la tête considérée comme vertèbre, « excita une rumeur dont il est fâcheux, dit Geoffroy, que notre confrère se soit trop préoccupé. L'expression de *vertèbre pensante*, proférée tout à coup comme offrant un équivalent du mot *crâne*, et qui circula durant la lecture du mémoire, fut considérée par M. Duméril comme une condamnation indirecte d'une hardiesse trop grande [1]. »

D'un autre côté, certains naturalistes compromirent les nouvelles doctrines en les exagérant ; tel fut M. Carus, qui regarda, quelques années plus tard, les membres comme étant formés par des vertèbres, aussi bien que le squelette du tronc, et tout l'organisme comme n'étant à son tour qu'une réunion de vertèbres. Il admit des vertèbres de premier ordre ou des *protovertèbres*, comme les côtes ou leurs équivalents de la face ; des vertèbres de second ordre ou des *deutovertèbres*, telles que les parties annulaires du crâne, et des vertèbres de troisième ordre ou des *tritovertèbres*, par exemple les corps vertébraux.

[1] É. Geoffroy, *Ann. des scienc. nat.*, tom. III, pag. 177.

C'était l'application de cette vue théorique émise par Oken, que le *système osseux tout entier n'est qu'une vertèbre répétée.* Autant valait dire qu'il n'est qu'une collection d'os, c'eût été plus simple et plus vrai, mais il n'y aurait eu là rien de bien nouveau.

« Qui veut trop prouver, ne prouve rien. » Ce proverbe pouvait trouver ici son application, et G. Cuvier a dit du système de M. Carus, qu'il voyait des vertèbres partout; il a même ajouté à sa critique : « La vertèbre est tellement de l'essence de l'animal, qu'il commence à y avoir une vertèbre, à la vérité non encore percée, dès l'instant où il se forme un animal microscopique encore globuleux et sans bouche, un volvox ou une monade; et c'est de la répétition et du groupement de ces parties que résultent les animaux les plus élevés, comme les cristaux et toutes leurs formes résultent du groupement des molécules [1]. »

Dans un sujet aussi difficile que celui de la composition élémentaire des êtres vivants et encore très-peu élucidé, c'était évidemment un tort grave que de changer ainsi la signification des mots. L'animalcule simple n'est pas une vertèbre, et l'élément histologique lui-même ne mérite pas davantage ce nom. Ce n'est même que par une extension forcée et qui prête à la confusion, que l'on a nommé vertèbre chacun des segments osseux du tronc pris dans son ensemble. Cette nomenclature confuse a

[1] *Anat. comp.*; 2e édit. tom. I, pag. 162.

beaucoup contribué à retarder l'introduction des idées philosophiques dans l'enseignement élémentaire de l'anatomie, et elle a ainsi privé l'ostéologie du bénéfice qu'elle pouvait retirer des belles conceptions auxquelles conduit l'anatomie comparée. Le mot vertèbre a, en anatomie ordinaire, un sens qui doit lui rester, et si la théorie veut que l'on rattache à la vertèbre des éléments osseux qui sont comme elle les facteurs d'une même somme totale, c'est un nom nouveau qu'il faut donner à cette somme, et non celui de l'un des éléments qui la composent, quelle que soit l'importance de cet élément.

La comparaison des *ostéodesmes* ou segments squelettiques du tronc nous a montré certaines ressemblances entre ces segments et ceux qui enveloppent le corps des animaux articulés ; mais elle nous a fait voir aussi qu'on ne pouvait pas regarder ces deux sortes de segments comme étant analogues entre eux. Les segments articulaires des insectes et des autres entomozoaires sont des cercles simples ; ils manquent d'axe solide dans leur partie centrale, et les viscères sont renfermés dans ces cercles successifs, aussi bien le système nerveux que les organes de la vie végétative. C'est aux segments osseux qui encroûtent la peau de certains vertébrés qu'ils répondent, et non aux ostéodesmes de ces animaux, c'est-à-dire aux segments du squelette proprement dit.

M. Carus, qui établit fort nettement la distinction des deux systèmes squelettiques, donne au premier le nom de *dermato-squelette* ou squelette de la peau, et le second reçoit dans ses ouvrages la dénomination, souvent usitée depuis lors, de *nevro-squelette* ou squelette du système nerveux.

En effet, le nevro-squelette est surtout en rapport avec le système nerveux encéphalo-rachidien et avec les muscles qui en sont les agents principaux ; il renferme aussi le système nerveux de la vie organique.

La comparaison des animaux vertébrés avec les entomozoaires peut nous guider sous certains rapports dans l'examen analytique des membres, et nous y reviendrons dans le chapitre suivant.

CHAPITRE IV.

DES MEMBRES ENVISAGÉS COMME RÉSULTANT DE L'ASSOCIATION DE PLUSIEURS RAYONS OSSEUX.

Les membres sont des parties accessoires du système appendiculaire, dont l'usage est de servir à la translation. Ils prennent, suivant le genre de locomotion des animaux, des formes assez différentes. Quelle que soit en apparence leur destination, les pièces osseuses qui les constituent sont des os tantôt simples, tantôt coalescents, qui forment des rayons soudés entre eux ou indépendants les uns des autres dans une partie de leur longueur.

Ils ne se disposent jamais en cercles ou en anneaux, et ceux d'un côté ne se joignent pas à ceux du côté opposé, du moins chez les animaux supérieurs.

Les os qui forment le squelette des membres, sont comparables aux pièces des ostéodesmes prises séparément.

Quoiqu'on ait regardé les mâchoires comme étant aussi des membres, il est bien évident que les animaux vertébrés n'ont de véritables membres qu'au tronc. Leurs mâchoires et les autres pièces homologues de leur tête, sont des parties de la série hémapophysaire : c'est aux côtes et non aux véritables membres qu'il faut les comparer.

Les membres, dont il n'y a jamais plus de deux paires,

l'une antérieure et l'autre postérieure, manquent complètement dans certaines espèces; d'autres fois, il n'y en a qu'une seule paire. Ils peuvent aussi être plus ou moins rudimentaires. Leur système squelettique est formé par des pièces osseuses souvent très-diversiformes, au nombre desquelles on a mis à tort les os de l'épaule et ceux de la hanche [1].

L'explication théorique de la formation des extrémités n'est pas moins difficile que celle de la composition vertébrale du crâne ; mais leur comparaison avec les membres des animaux articulés paraît susceptible de jeter quelque jour sur leur véritable nature.

Chez les animaux articulés, chaque segment du corps peut porter, sous son arceau inférieur, une paire de membres ; mais ces appendices sont toujours simples, c'est-à-dire formés d'une seule série de pièces articulées les unes au bout des autres, et terminées par un seul article, comme si chacun de nos membres finissait par un seul doigt.

Chez les entomozoaires, chaque paire des appendices, qu'elle soit céphalique, thoracique ou abdominale, prend son insertion sur un des articles dont la succession forme le corps de ces animaux, et à chacun de ces zoonites extérieurs répond intérieurement une paire de ganglions nerveux, distincts les uns des autres lorsque les anneaux du

[1] L'épaule et la hanche appartiennent au tronc. Ce sont des arcs viscéraux ou hémapophysaires plus ou moins modifiés.

corps sont eux-mêmes séparés; coalescents, au contraire, c'est-à-dire réunis entre eux, lorsque les anneaux sont plus ou moins soudés par leurs bords.

Tout segment des entomozoaires a donc, pour ainsi dire, droit à une paire de pattes ou à une paire d'appendices libres, homologues aux pattes; et si l'on examine avec soin les divers groupes de ces animaux, on reconnaît que c'est principalement chez les insectes, c'est-à-dire chez les plus parfaits d'entre eux, que la série des appendices homologues montre la diversité la plus grande. On constate aussi l'absence des pattes à certains anneaux; mais il peut arriver en même temps que cette absence n'ait lieu que pendant l'âge adulte, et que les larves aient, au contraire, des pattes en plus grand nombre que les insectes parfaits dans lesquels elles se métamorphosent.

Il était naturel de se demander s'il n'existerait pas pour les ostéodesmes, ou segments osseux des animaux vertébrés, quelque disposition comparable à celle-là, et si chacun de ces segments, ou du moins certains d'entre eux, ne possèderaient pas aussi des appendices comparables à ceux que l'observation des insectes nous fait voir dans toute leur simplicité primitive et en rapport avec les segments du corps auxquels ils correspondent d'une manière si évidente [1].

Alors ces appendices locomoteurs ou les membres élé-

[1] L'homologie de ces parties a surtout été démontrée par Savigny et par M. Milne Edwards.

mentaires devraient être unidigités, comme le sont de leur côté ceux des animaux auxquels nous les comparons; la réunion plus ou moins complète d'un certain nombre d'entre eux formerait les membres tels qu'ils existent chez les animaux vertébrés.

La correspondance de chacun des os du membre antérieur avec ceux du membre postérieur, telle que l'avait établie Vicq d'Azyr, ne perdrait point, dans cette manière de voir, la valeur qu'on lui a généralement reconnue; seulement elle deviendrait un des points de vue sous lesquels ces organes peuvent être envisagés par l'anatomie philosophique, et elle se relierait à d'autres problèmes également dignes d'intérêt. Ces questions, soulevées par les nouvelles théories dont la zoologie s'est enrichie, se présentèrent bientôt à l'esprit des anatomistes.

En 1818, de Blainville aborda ce nouvel ordre de recherches en faisant, au sujet des connexions du membre antérieur, une remarque dont il ne tira toutefois aucune conséquence importante.

Les membres supérieurs ou antérieurs étaient alors regardés comme les appendices du thorax, à cause de leur insertion sur cette partie du corps. Plus récemment, M. Owen les a considérés comme une dépendance de la vertèbre occipitale, en les donnant comme l'arc inférieur de cette vertèbre [1]. De Blainville fit observer que « les

[1] Le fait principal sur lequel s'appuie M. Owen, est la connexion du membre antérieur avec le segment occipital du crâne dans un très-grand nombre de poissons.

membres antérieurs tiraient leur système nerveux du cou, et qu'on pouvait les regarder comme en étant, pour ainsi dire, les appendices. »

Cette remarque méritait d'être prise en considération, car elle conduisait à cette autre vue théorique, que les nerfs des membres antérieurs étant fournis par plusieurs des paires rachidiennes, on doit supposer qu'il existe dans chacun de ces membres autant de rayons osseux qu'il s'y rend de nerfs rachidiens, et que chacun de ces nerfs y représente alors le segment du tronc dont il provient.

Ce ne fut qu'en **1832** que cette idée, pourtant si conforme aux règles de l'anatomie des animaux symétriques, fut introduite dans la science.

Un des professeurs dont l'École de Montpellier s'honore à juste titre, Dugès, ayant cherché à se faire une idée plus exacte de la signification des membres de l'homme, par leur comparaison avec ceux des animaux invertébrés, eut l'idée qu'ils répondaient à plusieurs des membres de ces animaux, et que chacun d'eux résultait de la soudure en un système unique d'autant de membres élémentaires que nous avons de doigts.

Dugès, dont l'esprit tout à la fois observateur et spéculatif savait attaquer avec facilité les hautes questions de la théorie des analogues et de celle des homologues, traita dans son mémoire sur la *Conformité organique de l'échelle animale*, plusieurs des problèmes qui se rattachent à la théorie générale du squelette, et il s'expliqua ainsi au sujet de la formation des membres telle qu'il la concevait :

« Dès nos premières recherches sur la conformité organique, nous avons été frappé de la corrélation des cinq membres chez les crustacés, et des cinq doigts chez l'homme et chez la plupart des mammifères, des reptiles même. Considérant que les membres de l'écrevisse sont terminés par un doigt unique, puisque le mordant fixe du premier n'est qu'un prolongement du pénultième article, nous avons été conduit à nous demander si, en se confondant par leur base, ils ne pourraient pas représenter un bras, une main?.... Dans un membre à l'état normal, nous voyons aussi la soudure de cinq appendices élémentaires être d'autant plus complète qu'on remonte plus près de leur origine au tronc : il n'y a qu'un humérus, puis deux os de l'avant-bras, trois à la première rangée du carpe (le pisiforme est un vrai sésamoïde), quatre à la deuxième, cinq au métacarpe mais entourés de chair et de peau; cinq aussi, mais libres, à chacune des rangées d'os digitaux qui, suivant la fusion de ces cinq appendices, ne s'arrêtent même pas toujours au point que nous montre la conformation de l'homme. Nous la voyons souder de proche en proche les métacarpiens en trois, en deux ou en un seul os, soit que les doigts participent à cette réduction, comme chez les pachydermes, les ruminants, les solipèdes; soit qu'ils restent séparés, comme dans les pieds postérieurs des gerboises ou des oiseaux. Et remarquez que certaines de ces coalescences ne s'opèrent que par les progrès de l'âge, au canon des ruminants, par exemple. »

Dugès admettait donc que les membres des animaux vertébrés résultent chacun de la soudure plus ou moins complète de cinq membres élémentaires, et, pour montrer cette quintuple origine, il invoquait à la fois la classe des crustacés et certains faits de l'ostéologie des vertébrés supérieurs, dont nous nous occuperons plus loin. Il faisait aussi reposer son argumentation sur la considération du système nerveux des membres, lequel est en effet constitué, du moins chez les animaux élevés, par cinq nerfs rachidiens, issus de cinq trous intervertébraux, et qui se réunissent d'une manière plus ou moins intime à une certaine distance de leur origine, pour se séparer ensuite. En effet, ces nerfs, comme les os mêmes qui les supportent, ont une disposition différente, suivant les points de leur trajet sur lesquels on les examine.

Aussi la coalescence de ces nerfs coïncide-t-elle évidemment avec celle d'une partie des rayons osseux des membres, et l'on doit ajouter que l'origine des paires nerveuses qui se rendent aux membres, permet en même temps de reconnaître quels sont les segments du tronc, c'est-à-dire les ostéodesmes successifs auxquels correspondent ces appendices complexes dont la partie terminale échappe seule à la coalescence. C'est ce que de Blainville avait déjà entrevu pour ce qui regarde les membres supérieurs, et c'est un fait dont je me suis moi-même servi, dans plusieurs occasions, pour expliquer comment les membres antérieurs, tout en restant les appendices de la région cervicale, peuvent prendre leur point d'appui sur la partie postérieure du crâne, comme cela se voit chez beaucoup de poissons; en dehors de la cage thoracique, comme c'est le cas le plus général chez les vertébrés aériens; ou encore dans la partie antérieure de la cage thoracique, ainsi que nous le constatons chez les chéloniens.

Dans un mémoire qui a paru en 1853, j'ai admis, comme l'avait fait Dugès, la quintuple origine des membres chez l'homme et chez la plupart des vertébrés supérieurs, mais en me réservant d'examiner ultérieurement certaines espèces qu'il paraît difficile de faire rentrer dans cette théorie, leurs membres résultant sans doute de l'association d'un nombre plus considérable de rayons [1], ou bien encore de celle d'un nombre moindre de ces appendices primitifs.

Dans ce travail, j'ai discuté l'hypothèse inadmissible de la pentadactylie constante des animaux mammifères, sur laquelle MM. Joly et Lavocat venaient de publier un mémoire intéressant, et j'ai cherché à démontrer comment il était possible de retrouver au-dessus de la région carpienne ou tarsienne, par conséquent dans l'avant-bras ou dans la jambe qui lui correspond, et même dans l'humérus ou dans son représentant au membre postérieur,

[1] C'est en particulier ce que nous présentent les poissons, et chez les raies on voit très-bien que la région vertébrale, qui répond aux nombreux rayons digitaux de l'aile, est elle-même composée d'un grand nombre de corps vertébraux, moins bien séparés entre eux qu'ils ne le sont aux autres régions.

le fémur, des traces de ces rayons multiples que la partie terminale de nos membres montre seule avec évidence.

Tous les auteurs étaient d'accord sur ce point, qu'il n'y a qu'un seul humérus pour le membre antérieur et qu'un seul fémur pour le membre postérieur. Je le dis avec eux, mais en essayant de faire voir que cet os est unique à la manière du canon des ruminants ou de celui des gerboises et des oiseaux, et que, en réalité, il résulte aussi de la fusion de plusieurs rayons osseux élémentaires.

Je reprendrai cette nouvelle démonstration dans les pages qui vont suivre, en l'appuyant sur des faits recueillis dans la série des âges chez l'homme, et dans celle des espèces, soit vivantes, soit fossiles, qui forment l'ensemble des vertébrés allantoïdiens.

L'observation conduit donc, aussi bien que la méthode inductive, à faire envisager les membres antérieurs et les membres postérieurs des vertébrés comme des appendices complexes résultant chacun de la soudure plus ou moins complète de cinq rayons ou appendices simples et unidigités.

On doit admettre comme conséquence que ces appendices sont primitivement composés, dans leur partie osseuse, de pièces homologues entre elles, comme le sont les phalanges d'un même doigt ou les divers articles cutanés pris dans la patte d'un animal articulé.

La grande supériorité des vertébrés et la perfection singulière des actes qu'ils accomplissent, expliquent cette fusion plus ou moins complète de leurs rayons locomoteurs. D'autre part, les variations qu'on observe à cet égard dans les différentes familles de leur type sont, comme partout ailleurs, en rapport avec le rang de ces familles ou avec les particularités de mœurs qui distinguent chacune de leurs espèces.

Nous en citerons quelques exemples, lorsque nous parlerons séparément des pièces dont les membres de l'homme se composent; disons seulement ici que l'uniformité qu'on a si souvent cherché à démontrer entre la composition ostéologique des membres des poissons et celle des mêmes organes pris chez les autres vertébrés, est beaucoup moins évidente et surtout beaucoup moins complète qu'on ne l'a pensé jusqu'à ce jour. Il est vrai qu'on retrouve encore chez les poissons, des systèmes de rayons locomoteurs qui représentent les quatre membres des vertébrés supérieurs; mais il n'est pas moins évident que le nombre de ces rayons n'est pas le même, et il existe aussi des différences importantes dans la conformation de leurs parties constituantes.

CHAPITRE V.

CLASSIFICATION DES DIVERSES SORTES DE PIÈCES OSSEUSES.

1° Le fait principal qui ressort des considérations exposées dans le chapitre précédent, c'est que le squelette proprement dit se compose, chez l'homme et chez les autres vertébrés, d'une succession de segments, dont chacun peut présenter un corps ou centrum, et deux paires d'arcs, l'un supérieur ou destiné au système nerveux, l'autre inférieur ou propre aux organes de la vie végétative. Les arcs de chaque paire peuvent se réunir entre eux sur la ligne médiane, de manière à envelopper d'un anneau complet la partie viscérale qui s'y trouve logée.

Ces segments, que nous avons nommés *ostéodesmes*, ont la vertèbre pour élément principal. Certains d'entre eux supportent, en outre, par les parties latérales de leur cercle inférieur, une paire de rayons osseux, en général multi-articulés, et la réunion de ces rayons, ainsi que leur fusion en systèmes plus ou moins intimes, forme les membres.

Cette donnée théorique, la plus curieuse peut-être de celles auxquelles l'analyse du squelette véritable peut conduire, nous guidera dans l'étude que nous aurons à faire des différentes pièces qu'on distingue dans le squelette humain.

Tel est le *squelette ostéodesmique*, ou, pour employer l'expression proposée par M. Carus, le *nevro-squelette*.

2° Chez certains animaux appartenant aussi à l'embranchement des vertébrés, il existe un autre squelette plus ou moins distinct de celui-là, et formé par l'ossification de la peau elle-même. Ses différents éléments, ou les *dermos* de Blainville, se disposent en cercles, tantôt complets, tantôt incomplets, qui enveloppent le corps comme le font les articles cutanés des entomozoaires, et les segments du nevro-squelette y sont inscrits.

Le squelette cutané est le seul qui réponde réellement au squelette extérieur des animaux articulés; il a reçu le nom de *dermato-squelette*. On ne peut lui rapporter, dans l'anatomie de l'homme et des mammifères ordinaires, qu'un très-petit nombre de pièces, par exemple les cartilages tarses des paupières, mais il forme la carapace des tatous. On le retrouve assez fréquemment chez les reptiles; ainsi, les plaques cutanées des crocodiles vivants et fossiles lui appartiennent, et la carapace des chéloniens résulte de sa fusion plus ou moins complète avec le nevro-squelette thoraco-abdominal. On a signalé des traces du dermato-squelette chez quelques batraciens [1], et il se montre fréquemment chez les poissons.

D'autres pièces osseuses ont encore une origine diffé-

[1] Les *pelobates*, les *pelodites*, les *ceratophrys* et les *ephippium*.

rente de celles dont nous venons de parler dans les deux paragraphes qui précèdent. Ce ne sont ni les éléments ordinaires des segments ostéodesmiques, ni des pièces appartenant aux rayons qui constituent les membres.

Leur examen permet d'établir plusieurs catégories nouvelles qu'il faut ajouter aux deux autres, et l'on peut ainsi porter à huit le nombre total des différentes sortes d'os.

Voici l'énumération de celles dont il n'a point encore été question :

3° Ce sont d'abord les *os sésamoïdes*, qui se développent dans l'épaisseur des tendons et tiennent, par suite, de plus près aux os du nevro-squelette, mais sans mériter pour cela d'être confondus avec eux.

La *rotule tibiale* (*patella*), ou le sésamoïde du muscle droit antérieur de la cuisse, est le plus volumineux des os de cette sorte. On a cru à tort que cette pièce osseuse formait primitivement l'épiphyse du tibia, et c'est également par erreur que l'on a considéré l'apophyse olécrâne du cubitus comme lui correspondant au membre antérieur.

Il existe une *rotule cubitale* distincte de cette épiphyse, chez les chauves-souris ; elle est placée dans le tendon du triceps brachial [1].

[1] Le manchot a deux sésamoïdes rotuliformes au coude. Chacun d'eux glisse dans l'une des gorges présentées par l'humérus à la partie postérieure de son extrémité inférieure.

Le curieux genre de batraciens propres à l'Amérique équinoxiale,

On peut aussi trouver un sésamoïde derrière chaque condyle fémoral, au point d'insertion des muscles gastrocnémiens; M. Straus donne à ces deux pièces osseuses le nom de *crithoïdes*. Leur présence est normale chez beaucoup de mammifères.

D'autres sésamoïdes existent encore chez les animaux de la même classe; l'homme lui-même en présente plusieurs, mais ils ne sont pas constants, et c'est chez les vieillards, principalement chez ceux du sexe mâle, qu'il faut surtout les chercher.

Ceux du pied sont multiples; on en compte de un à trois pour le gros orteil; deux pour l'articulation métatarso-phalangienne du deuxième orteil; un pour celle du cinquième orteil.

La main peut en présenter aussi, savoir : deux à la partie antérieure de l'articulation métacarpo-phalangienne du pouce; un ou deux à l'articulation correspondante de l'index; un à celle du petit doigt; un à l'articulation phalangienne du pouce, ou même, d'après un cas observé par Morgagni, à l'articulation phalangienne des autres doigts.

4° D'autres os, distincts du squelette véritable et du squelette de la peau, se développent dans les dépendances du système vasculaire. On n'en observe pas chez

que l'on désigne sous le nom de pipa, présente dans le tendon des muscles jumeaux, avant leur élargissement en aponévrose plantaire, une sorte de rotule du talon qui mérite aussi d'être signalée.

l'homme, mais il faut rattacher à cette quatrième division l'os du cœur des bœufs et celui des cerfs.

Il en est de même pour l'os plus ou moins considérable qui soutient le pénis dans beaucoup de mammifères, tels que plusieurs espèces de singes, diverses chauves-souris, bon nombre de carnivores, parmi lesquels on compte le chien et les autres canidés [1], et certains mammifères marins, comme les phoques et les cétacés proprement dits. Cet os se développe entre les corps caverneux. De Blainville lui donne, dans son *Ostéographie*, le nom d'*endéros* ou os de l'endère.

5° Il y en a d'autres encore dans les muqueuses ou dans leurs fibres musculaires, tels que les cornets olfactifs, l'os de la langue et les pièces osseuses du larynx, dont les anneaux trachéens ne sont que la continuation. L'os de la caisse auditive paraît appartenir aussi à ce groupe.

6° Les enveloppes des bulbes sensoriaux peuvent également recevoir des pièces osseuses ou prendre entièrement la consistance des os. C'est ce qui produit les plaques solides de la sclérotique des oiseaux, des ichthyosaures et des poissons, ainsi que le rocher des mammifères et celui de certains autres animaux vertébrés. Le rocher est enclavé dans les os du crâne ou même joint à eux, dans certains animaux adultes ; toutefois il ne doit pas être

[1] On le retrouve dans beaucoup de viverridés et de mustélidés. Le clitoris peut même en être pourvu comme le pénis ; ainsi, il y en a un dans celui de la loutre femelle.

rangé, comme on l'a quelquefois admis, parmi les pièces dont se composent les ostéodesmes céphaliques ni regardé comme étant l'une d'entre elles.

8° Une dernière catégorie d'os, ou de pièces dures de nature ossiforme, comprend les *dents*. Leurs différentes sortes, envisagées dans les principales familles des vertébrés, établissent une transition facile à saisir entre les dents proprement dites, telles qu'on les observe chez l'homme, et certaines pièces dures, dispersées à la surface extérieure du corps, comme les *boucles* des poissons cartilagineux. De Blainville les réunissait à ces dernières sous le nom commun de *phanéros*.

On distingue chez l'homme trois sortes de dents : des incisives, des canines et des molaires. N'ayant à en décrire ici ni la forme ni même la structure, malgré les différences qu'elle montre lorsqu'on la compare à celle des autres os, nous nous bornerons à rappeler la formule qui sert à indiquer le nombre et la distribution des dents ; c'est ce que l'on nomme la *formule dentaire*.

Les 32 dents de l'homme adulte sont ainsi réparties pour chaque côté :

$\frac{2}{2}$ inc. $\frac{1}{1}$ can. et $\frac{5}{5}$ mol. (dont $\frac{2}{2}$ avant-mol. et $\frac{3}{3}$ arrière-molaires) ;

C'est-à-dire deux paires d'incisives de chaque côté et à chaque mâchoire et une paire de canines, ainsi que cinq paires de molaires, également de chaque côté et à chaque mâchoire. Les molaires se partagent en deux paires d'avant-molaires, supérieurement comme inférieurement, et en trois paires d'arrière-molaires.

Les 20 dents de lait de l'enfant sont réparties selon la formule suivante :

$\frac{2}{2}$ inc. $\frac{1}{1}$ can. $\frac{2}{2}$ mol. (dont $\frac{1}{1}$ av.-mol. et $\frac{1}{1}$ arr.-mol.)

La formule dentaire de l'homme est exactement la même que celle des singes de l'ancien continent ou pithécins, et ses dents ne diffèrent morphologiquement des leurs que par des caractères tout à fait secondaires et simplement génériques. Elles ont surtout de l'analogie, sous ce rapport, avec celles des pithécins anthropomorphes qui sont les orangs, les chimpanzés, les gorilles et les gibbons; mais cette analogie ne va pas jusqu'à la similitude. Il en est d'ailleurs de même pour la dentition de ces différents genres comparés entre eux et avec les autres singes qui vivent aussi dans l'ancien continent ou qui y ont vécu pendant l'époque tertiaire. Les pithécins sont les seuls animaux qui aient précisément la même formule dentaire que l'homme [1].

Les dents sont, comme les autres os, sujettes à certaines modifications tératologiques.

Une monstruosité fort curieuse est celle de la présence, dans le ventre de certaines femmes, de dents en général

[1] On retrouve quelquefois cette formule dans les chéiroptères de la tribu des sténodermins, qui ont l'Amérique pour patrie, mais elle n'y est pas constante. Quant aux singes hapalins, c'est-à-dire aux ouistitis qui ont aussi 32 dents, leur formule n'est pas la même, leurs $\frac{5}{5}$ molaires se partageant en $\frac{3}{3}$ av.-mol. et $\frac{2}{2}$ arr.-mol.

plus ou moins semblables à des incisives normales, et qui sont habituellement implantées sur des portions d'os ou sur des cartilages retenus eux-mêmes aux membranes des kystes dans lesquels ces parties sont enveloppées. Des pelotons de cheveux accompagnent souvent ces tumeurs, et celles-ci paraissent devoir leur origine à des grossesses extra-utérines, dans lesquelles la plus grande partie de l'embryon ou du fœtus aura été détruite. Quelques-uns des organes dont ce fœtus se composait, et principalement des parties osseuses de la tête, continuent à vivre en parasites; elles arrivent avec le temps au degré de développement sous lequel on les retrouve à l'autopsie [1]. Plusieurs de ces môles dentifères ont été rendues à la suite d'une parturition normale, leur masse ayant suivi le fœtus, beaucoup plus récent qu'elles et bien conformé, qu'une autre conception avait fait engendrer. D'autres ont été trouvées sur des sujets mâles et appartenaient à la catégorie des monstruosités dites par inclusion.

[2] M. Alquié va en publier un cas nouveau et très-curieux, recueilli dans sa clinique de Saint-Éloi; les deux ovaires portaient de ces kystes renfermant des poils ainsi que des dents implantées sur des fragments d'os.

CHAPITRE VI.

DES PIÈCES OSSEUSES DE LA TÊTE.

La première ou la plus avancée des régions entre lesquelles le corps peut être partagé, est la tête ou région céphalique ; elle est à la fois la plus nettement séparée et la plus compliquée de toutes celles que nous aurons à passer en revue.

A peu près aussi distincte dans les vertébrés supérieurs que chez l'homme, la tête présente chez eux une composition plus ou moins analogue ; mais chez les batraciens, et surtout chez les poissons, qui occupent un rang encore moins élevé, elle tend à se confondre avec le tronc, et il n'y a plus entre elle et lui de cou, c'est-à-dire de rétrécissement cervical, pour les séparer.

Nulle région n'est chargée d'accomplir des actes aussi importants. C'est dans la tête qu'est renfermé le système nerveux cérébral, siége de nos facultés intellectuelles ; les organes des sens spéciaux y ont leur place ; elle a ses nerfs de la sensibilité générale et de la locomotilité, ses vaisseaux et ses glandes propres ; elle est mue dans certaines de ses parties par des muscles assez nombreux, donne accès aux aliments par la bouche, introduit par la même cavité ou par les narines l'air indispensable à la respiration et elle sert à l'insertion des dents; en outre, elle concourt aux autres fonctions ou préside pour ainsi dire à leur accomplissement, en établissant entre l'individu tout entier et le monde extérieur, la plupart des relations qui sont indispensables à la vie ou qui en multiplient les manifestations.

Un rôle aussi considérable ne pouvait s'accomplir qu'à la faveur d'une complication exceptionnelle. Il était donc impossible que les organes élémentaires, et principalement les segments osseux, conservassent à la tête une simplicité analogue à celle qu'ils ont dans les autres régions du corps. D'autres combinaisons devaient intervenir pour en assurer les nouvelles fonctions, et l'homologie de ces parties avec celles qu'on trouve dans le reste du squelette, ne pouvait manquer d'être plus ou moins dissimulée.

C'est, en effet, ce qui a eu lieu, et la charpente osseuse de la tête, tout en résultant, presque en totalité, d'éléments comparables à ceux dont la cage thoracique se compose, a pris une apparence aussi différente que complexe.

Les ostéodesmes ou les segments osseux qui la composent, n'ont pas la même forme que ceux du tronc, et ils sont plus ou moins soudés entre eux, de manière à former, par leurs éléments supérieurs à l'axe, une cavité unique destinée à envelopper le système nerveux. Les corps vertébraux sont aussi plus ou moins modifiés; la proportion de leurs arcs supérieurs n'est plus la même qu'au tronc, et leurs arcs inférieurs ont des fonctions qu'on ne leur retrouve point dans le reste du corps.

De là, cette diversité des formes qui est si curieuse; ces perforations destinées au passage de tant de nerfs ou de vaisseaux; ces saillies particulières servant à l'insertion des muscles; ces cavités qui enveloppent le cerveau, logent les yeux et les narines ou forment la bouche.

Tout cet appareil osseux est cependant formé en majeure partie par des éléments analogues à ceux que l'on retrouve dans les ostéodesmes thoraciques; toutefois il existe, en outre, à la tête certaines pièces qui appartiennent à d'autres catégories osseuses : le rocher, ou l'enveloppe solide du labyrinthe de l'oreille, est dû à l'ossification d'un bulbe sensorial; l'os tympanique, qui paraît dépendre de la muqueuse de la trompe d'Eustache, est sans doute un os analogue à ceux qui envahissent ailleurs les membranes de cette sorte; enfin, les dents ont encore une autre origine.

Lorsqu'on envisage ainsi les choses et que l'on prend les parties réellement nevro-squelettiques de la tête osseuse dans leurs différents segments, on commence à saisir l'ordre qui a présidé à leur disposition. C'est cet ordre que nous essaierons de faire comprendre, après avoir rappelé en quelques pages l'historique de la question.

L'analogie que présentent le crâne ou certaines de ses parties avec les vertèbres avait été remarquée, et on la signalait dans plusieurs universités, mais sans y attacher l'importance qu'elle méritait, lorsqu'elle fut traitée *ex-professo* par un naturaliste allemand, le célèbre Oken,

Oken publia son travail en 1807[1]. Il y fait voir que le crâne est une réunion de vertèbres, et les os de la face lui ont paru susceptibles d'être envisagés de la même manière.

Les os temporaux, malaires et maxillaires supérieurs, répètent, suivant lui, les membres thoraciques, tandis que les maxillaires inférieurs sont à la tête une représentation des membres pelviens.

Quant au nombre des vertèbres, voici comment l'auteur l'établit. Il admet trois vertèbres crâniennes dont les corps sont : le sphénoïde antérieur, le sphénoïde postérieur et la partie basilaire de l'occipital. Les os frontaux, pariétaux et occipitaux en sont les masses apophysaires ou les arcs nerveux.

Les trois vertèbres crâniennes sont des vertèbres *sensitives*, parce qu'elles possèdent chacune un organe des sens; la sphénoïdale antérieure est *ophthalmique*, et l'occipitale, *auriculaire;* celle qui répond au sphénoïde postérieur reçoit le nom de *maxillaire*. Oken pousse plus loin que nous ne l'indiquons ici l'analyse des éléments de ces vertèbres. La fente sphénoïdale et le trou déchiré postérieur sont pour lui des trous de conjugaison ou trous intervertébraux.

D'autre part, le vomer, auquel Portal avait reconnu trois points d'ossification, est pour Oken le corps de trois

[1] Le travail d'Oken a été imprimé à Jena sous ce titre : *Uber die Bedeutung der Schadelknochen. Ein Programm.* Il a été publié de nouveau, en 1817, dans le journal allemand l'*Isis*.

vertèbres *idéales* appartenant à la face, et les os du nez en sont les arcs supérieurs ou supra-vertébraux.

Le reste des os de la tête est fourni par les appendices de ces six vertèbres céphaliques, et l'on doit en chercher la correspondance dans les côtes, le sternum ou les quatre membres que supportent les vertèbres du tronc. Il n'y a pas jusqu'aux doigts qui n'aient, suivant l'auteur, leur répétition dans la tête : l'os incisif répondrait au pouce, et les dents seraient les phalanges des autres doigts, dont elles auraient même la diversité.

Dans sa comparaison des cavités céphaliques avec celles dont le tronc est creusé, Oken regarde la cavité nasale comme une répétition du thorax, et la bouche comme l'abdomen de la tête. Il en résulte, dans sa théorie, que le goût n'est pas, comme la vue ou l'ouïe, un sens céphalique, mais bien, à la manière de l'odorat, un sens tronco-céphalique, son siége étant sur la partie de la tête qui est, suivant lui, le tronc de la tête. De cette dernière conclusion aux vues singulières que le même auteur devait soutenir plus tard, la transition était facile, car Oken abandonnait par là le terrain de l'observation pour s'aventurer sur celui de la philosophie spéculative.

C'est ce que de Blainville ne fit pas. Dans sa théorie de la composition vertébrale du crâne, il a toujours cherché à rester dans la limite des faits, et il s'est abstenu de ces considérations métaphysiques qui nuisent à la conception d'Oken bien plus qu'elles ne la servent.

La première mention de ses idées relatives à cette

question a été faite dans son *Prodrome de classification*, publié en 1816 [1]. Il y annonce un travail sur le système nerveux, dans lequel il démontrera cette manière d'envisager le squelette de la tête.

Ce mémoire n'a paru que plus tard [2]; il ne renferme pas tous les détails qu'on voudrait y trouver, et c'est en 1818, dans son article relatif à l'organisation des mammifères, que de Blainville a traité avec quelque développement le sujet qui nous occupe.

De Blainville admet quatre vertèbres céphaliques, et il fait remarquer, avec raison, que chacune d'elles répond à l'une des divisions principales du cerveau ainsi qu'à l'un des organes des sens spéciaux. La première ou la *vertèbre nasale* a pour corps le vomer et pour arc osseux supérieur les os du nez; la deuxième ou la *vertèbre frontale* a les frontaux pour arc supérieur et le sphénoïde antérieur pour corps; la troisième a les pariétaux pour arc et le sphénoïde postérieur pour corps; la quatrième est formée par l'os occipital.

De Blainville reconnaît deux paires d'appendices à la tête : ce sont les mâchoires. À la *mâchoire antérieure* (mâchoire supérieure chez l'homme) répondent les os ptérygoïdes (apophyses ptérygoïdes du squelette humain); ils en forment la racine, et sont comparables à l'épaule. La mâchoire postérieure des animaux, ou mâchoire inférieure de l'homme, a pour racine l'os temporal.

[1] *Bulletin de la Société philomatique de Paris*; 1816.

[2] *Bulletin de la Soc. philom. de Paris*; 1821.

De Blainville avait d'abord regardé l'os incisif comme l'appendice de la vertèbre nasale, et l'os hyoïde comme celui de la vertèbre occipitale ; mais dans ses travaux plus récents, et en particulier dans son *Ostéographie*, il a abandonné cette manière de voir.

Spix, naturaliste bavarois, qui a été pendant quelque temps, à Paris, le collaborateur de Blainville, s'est aussi occupé de la composition ostéologique du crâne. On lui doit d'excellentes observations de zoologie, et il a exécuté avec M. de Martius un long voyage dans l'intérieur du Brésil, voyage qui a été très-fructueux pour l'histoire naturelle. Son travail sur l'ostéologie comparée de la tête, forme un grand traité, qui a paru en 1815 sous le nom de *Cephalogenesis*[1]. L'auteur y divise la tête osseuse en trois vertèbres semblables aux trois vertèbres crâniennes d'Oken ; il regarde aussi les maxillaires comme les membres du crâne, donne l'os incisif comme répondant à l'hyoïde, et retrouve dans les osselets de l'ouïe les analogues des os operculaires des poissons ; opinion difficile à défendre, mais qui a aussi été soutenue en France.

En 1824, É. Geoffroy s'est occupé[2], à son tour, de la composition homologique des os crâniens, et il a discuté de nouveau les analogies qu'on peut leur retrouver

[1] G. Cuvier en donne une courte analyse dans le premier volume de son *Histoire des poissons*.

[2] *Annales des sciences naturelles*, tom. III.

dans la série des vertébrés. C'est dans ce travail qu'il a exposé les caractères de la vertèbre typique. Quant aux vertèbres du crâne, il en porte le nombre à sept, en leur donnant pour corps successifs : 1° le cartilage du nez; 2° la lame ethmoïdale; 3° le corps de l'ethmoïde; 4° le corps du sphénoïde antérieur ; 5° le corps du sphénoïde postérieur ; 6° la portion antérieure du basilaire (otosphénal, É. Geoffroy) ; 7° la portion postérieure du basilaire (basiphénal, É. Geoff.).

Voici comment É. Geoffroy a été amené à supposer qu'il existe bien sept vertèbres crâniennes. Ses recherches l'ayant conduit à établir qu'il y a neuf os dans chacun des segments vertébraux et le nombre total des os du crâne lui paraissant être de soixante-trois, il divise ce nombre par le premier, c'est-à-dire par neuf, et trouve pour quotient sept, ce qui est pour lui le nombre réel des vertèbres céphaliques.

Il dit à ce sujet : « Serait-ce, en effet, de sept vertèbres que l'appareil crânien serait définitivement composé? Cette conclusion sera rigoureusement admissible, si toutes ces pièces sont partageables en ceintures distinctes, si elles sont rangées et superposées dans le même ordre qu'à la vertèbre, mais surtout si je viens à découvrir un classement de sept noyaux posés bout à bout et formant un axe central. »

La plupart des auteurs qui se sont occupés du même sujet se sont rangés à l'avis de Spix, qu'il n'y a que trois vertèbres céphaliques. Cependant M. Straus, dans un ouvrage que nous avons déjà cité, établit qu'il y en a cinq, et il les nomme : rhinale, ethmoïdale, sphénoïdale, sphécoïdale (ou du sphénoïde postérieur), et basilaire (ou occipitale).

Nous croyons plus conforme aux faits d'en admettre quatre [1], comme le propose de Blainville et comme l'a accepté Dugès.

Ces quatre vertèbres, ou plutôt ces quatre ostéodesmes céphaliques, peuvent être nommées d'après leurs arcs supérieurs, qui en sont les parties les plus apparentes : *nasale*, *frontale*, *pariétale* et *occipitale ;* d'après leurs corps : *ethmoïdienne*, *sphénoïdale antérieure*, *sphénoïdale postérieure* (sphécoïde, Straus) et *occipitale* ou basilaire ; et d'après leurs arcs inférieurs : *incisive*, *supra-maxillaire* ou maxillaire supérieure, *mandibulaire* ou maxillaire inférieure, et *hyoïdienne*.

Étudions maintenant comment chacune d'elles se complète et la manière dont les autres pièces ou les parties accessoires qui s'y rattachent peuvent être envisagées. Ce sera le sujet des quatre paragraphes qui vont suivre.

[1] L'os que l'on trouve dans le boutoir des sangliers et de quelques autres ongulés, a été considéré comme étant le corps d'une vertèbre placée en avant de la vertèbre nasale, et dont les arcs supérieur et inférieur manqueraient ; mais il n'est pas certain qu'on doive lui attribuer cette signification. Toutefois, rien ne dit qu'il ne peut y avoir, dans certaines espèces, en avant des quatre vertèbres crâniennes, d'autres vertèbres rudimentaires ; seulement on n'en a pas encore démontré l'existence.

§ 1.

Segment nasal.

Le premier des ostéodesmes céphaliques ou segments osseux de la tête, est celui qui enveloppe l'appareil olfactif.

Ce segment n'est pas toujours aussi facile à reconnaître que ceux qui le suivent, et il est, à certains égards, plus simple qu'eux.

Les auteurs diffèrent sur la manière dont il doit être envisagé. Comme nous l'avons déjà vu, quelques-uns pensent même, avec Spix, qu'on ne doit pas admettre son existence. Cependant de Blainville et Dugès l'acceptaient, et nous nous rangeons à leur avis, quoiqu'en modifiant un peu leur interprétation.

Les *os nasaux* et les *incisifs* forment les arcs supérieur et inférieur de ce segment; l'*ethmoïde* occupe la place de son corps vertébral.

1. L'*ethmoïde* termine, en avant du sphénoïde antérieur, la série des corps vertébraux de la tête, mais il n'a pas lui-même de centre ou partie axile bien distincte, ou plutôt il est à la fois ce centre et quelque chose de plus; cependant, lors de la formation des corps vertébraux céphaliques dans la partie antérieure de la corde dorsale, on ne voit aucun point d'ossification qui réponde au centre vertébral de l'ethmoïde.

La crête médiane de cet os, ou la *cloison des fosses nasales*, est une sorte de grande apophyse inférieure comparable à celles qui existent sous le basilaire des vipéridés, sous le cou et sous les premières dorsales de certains oiseaux (pingoins, etc.), ou sur d'autres points de l'axe vertébral dans beaucoup d'autres espèces. Elle répond par conséquent à l'apophyse sous-vertébrale, que M. Straus appelle apophyse *acanthoïde*.

L'apophyse *crista-galli* en est la partie antagoniste ; elle constitue dans l'intérieur même du crâne une crête fort saillante chez l'homme, et elle représente à son tour une sorte d'apophyse *acanthoïde supérieure*. Chez les mammifères, qui ont des lobes olfactifs plus développés que ceux de l'homme, on voit de chaque côté de l'apophyse *crista-galli*, alors plus semblable dans sa forme à un corps de vertèbre, une grande perforation conduisant dans l'autre olfactif. Cela est très-évident sur la tête du veau.

Les *cornets ethmoïdaux* sont des replis osseux développés dans la muqueuse olfactive, et, par suite, des éléments étrangers à l'ostéodesme ; ils se soudent, chez l'homme et chez divers animaux, aux lames fournies par le corps vertébral, ou, chez d'autres espèces, aux apophyses montantes des os incisifs (phoques), ou bien encore au vomer (cochon, etc.).

2. Les *nasaux*, ou *os propres du nez*, donnent à la vertèbre nasale son arc supérieur ou neural. Ils sont petits chez l'homme et chez les singes ; mais on les trouve plus

développés chez un grand nombre de mammifères, surtout chez les hippopotames.

3. Les *incisifs*, aussi appelés *intermaxillaires* par divers auteurs; *os adnasaux* par É. Geoffroy, et *labraux* par M. Straus, ont été d'abord méconnus chez l'homme; mais Vicq d'Azyr et Goethe [1] ont fait voir qu'ils ne manquaient pas plus à notre espèce qu'aux autres mammifères. Leur existence est dissimulée par la soudure précoce de leur face antérieure avec les os maxillaires supérieurs. C'est dans le fœtus ou sur des individus atteints de bec-de-lièvre double, qu'il faut étudier leur composition. On remarque aussi qu'en général ils sont d'autant plus volumineux chez les animaux, que ceux-ci occupent dans la classification un rang plus inférieur.

Galien [2] connaissait déjà les os incisifs; mais c'est là, comme le pense Vesale, une preuve de plus qu'il a décrit la tête osseuse sur le singe et point sur l'homme. La suture de ces os persiste en effet dans tous les quadrumanes, même dans ceux qu'on nomme anthropomorphes.

Goethe a dit que les anciens ont eu connaissance de cet os, ce qui est exact; il s'est toutefois mépris sur la manière dont ils l'ont connu, s'il a voulu faire allusion

[1] Goethe a écrit sur ce sujet un mémoire spécial, dont la rédaction remonte à 1786, et qui a pour titre : *De l'existence d'un os intermaxillaire à la mâchoire supérieure de l'homme comme à celle des animaux*. M. Martins reproduit ce mémoire dans sa traduction des *Œuvres d'histoire naturelle de Goethe*, pag. 79 à 86.

[2] *Liber de ossibus*, cap. III.

à son existence chez l'homme[1]. Le célèbre poète de Francfort a d'ailleurs très-bien reconnu l'erreur dans laquelle était tombé Camper, en voulant faire de l'*absence* des os incisifs un caractère distinctif entre les singes et l'espèce humaine.

§ 2.

Segment fronto-maxillaire.

Les os frontaux, qui ne se soudent entre eux que long-temps après la naissance, et qui restent même séparés l'un de l'autre sur la ligne médiane, dans un assez grand nombre d'individus adultes, forment, en arrière des os propres du nez, l'arceau supérieur ou nerveux du deuxième segment céphalique.

Très-renflés chez l'homme, à cause du grand développement acquis par la partie antérieure des hémisphères cérébraux, qui sont le siége principal des facultés intellectuelles, les os du front sont, au contraire, plus ou moins surbaissés dans les différents animaux, et leur

[1] Chez l'homme on ne distingue, outre la suture médiane des deux incisifs entre eux, que leur suture avec la partie palatine des maxillaires. Les sutures faciales des os incisifs avec le bord antérieur des maxillaires s'oblitèrent avant la naissance.

Dans une addition faite en 1819 à son mémoire, Goethe expose la manière dont les anatomistes de la Renaissance, et entre autres Vesale, ont envisagé cette question de l'os incisif.

dépression traduit au dehors le moindre volume des lobes antérieurs du cerveau.

Les os frontaux sont portés par les *petites ailes* ou ailes de la partie antérieure du sphénoïde ; ils forment, avec ces petites ailes et la masse qui les soutient, un cercle complet entourant le système nerveux.

Chez les animaux, la *masse antérieure du sphénoïde* est ordinairement distincte de la masse postérieure du même os, à laquelle sont attachées les *grandes ailes*, et elle constitue le corps (pièce cycléale ou centrum) de la seconde vertèbre. Son arc inférieur est, de même que le supérieur, formé de plusieurs pièces ; il comprend les *apophyses ptérygoïdes*, les *os palatins*, les *os maxillaires supérieurs*, et probablement aussi les *os lacrymaux*. C'est encore au segment fronto-maxillaire, l'un des segments les plus compliqués de tout le corps, qu'il faut attribuer le *vomer*. Celui-ci forme une sorte d'apophyse acanthoïde inférieure propre au corps du sphénoïde antérieur ; il longe, par sa face nasale, la suture des os palatins et maxillaires supérieurs, et concourt avec la cloison internasale de l'ethmoïde, à séparer l'une de l'autre les deux fosses olfactives.

Voici quelques remarques au sujet de différents éléments osseux du deuxième ostéodesme :

4. Le *sphénoïde antérieur* (*sphénoïde*, Straus ; *entosphénal*, É. Geoffroy ; *sphéno-orbitaire*, Hipp. Cloquet ; *présphénoïde*, Owen) se soude intimement chez l'homme avec le corps de la vertèbre suivante ou sphé-

noïde postérieur; mais il est, en général, distinct chez les animaux, et on le retrouve séparé dans le fœtus.

5. Les *petites ailes* (*apophyses d'Ingrassias*, pour plusieurs auteurs; *petites ailes*, Chaussier; *os ingrassiaux*, É. Geoffroy; *orbito-sphénoïdes*, Owen) se soudent intimement au corps du sphénoïde antérieur chez l'homme, et elles présentent à leur base le trou par lequel sort le nerf optique; elles sont soutenues latéralement par les grandes ailes, et laissent entre elles et ces dernières la grande fente sphénoïdale répondant aux intervalles qui séparent les arcs vertébraux dans la région dorsale.

6. Les *frontaux* (os *frontaux* ou *coronaux*), qui paraissent se décomposer dans beaucoup d'ovipares en plusieurs éléments osseux[1], forment dans la tête humaine une grande partie de la fosse orbitaire; mais cette fosse devient de moins en moins complète chez les mammifères, par l'agrandissement de la fente sphénoïdale et par sa jonction avec la fente sphéno-maxillaire; sa communication avec la fosse temporale est encore facilitée, dans certains cas, par la disjonction de l'apophyse post-orbitaire d'avec l'os zygomatique; et, suivant que les mammifères sont plus ou moins inférieurs à l'homme ou qu'ils sont plus bas placés dans leur propre série, l'orbite devient de plus en plus incomplète.

7 et 8. Les *apophyses ptérygoïdes* sont aussi des

[1] *Frontaux antérieurs, frontaux principaux* et *frontaux postérieurs* de G. Cuvier.

os distincts, et, en cette qualité, elles ont reçu, en anatomie comparée, des noms particuliers. É. Geoffroy sépare même les apophyses ptérygoïdes externes (*os hérisseaux*, É. Geoffroy), d'avec les apophyses ptérygoïdes internes (*os adgustaux*, Id.). Cuvier et ses continuateurs n'en font qu'un seul élément, qu'ils appellent *ptérygoïdien* ou *ptérygoïde*. Mais si, chez l'homme, les apophyses ptérygoïdes du sphénoïde antérieur se confondent avec celles du sphénoïde postérieur, il n'en est pas ainsi dans tous les animaux qui ont les deux os sphénoïdes plus ou moins nettement séparés.

Dans les fourmiliers, dans les dauphins et dans quelques autres mammifères, les ptérygoïdiens s'articulent l'un avec l'autre en arrière des palatins, à la manière de ceux-ci, disposition qui recule d'autant l'ouverture postérieure de leurs narines.

9. Les *maxillaires supérieurs*, dont É. Geoffroy et M. Serres détachent, mais sans doute par erreur, la partie orbitaire pour en former une paire d'os nouveaux (*adorbital*, É. Geoffroy), jouent un rôle important dans la composition de la face, et ils ferment par leur suture médiane l'arc viscéral du deuxième segment; le trou sous-orbitaire s'y complète par le rapprochement de deux petites saillies apophysaires.

10. *Os zygomatiques* (aussi appelés *os de la pommette*, *malaires* et *jugaux*). Entre l'os maxillaire supérieur et l'apophyse antérieure des os temporaux se placent, chez beaucoup de mammifères mais non chez

tous, les os zygomatiques, qui établissent par leur jonction avec l'apophyse temporale, un véritable arc-boutant entre les éléments infra-vertébraux du deuxième ostéodesme et ceux du troisième. Nos connaissances relativement à la signification véritable de ces os, laissent encore à désirer.

11. *Os lacrymaux*. Nous devons encore signaler, en même temps que le segment fronto-maxillaire, les os dans lesquels est abrité le canal lacrymal. Ces os, médiocrement développés chez l'homme, le sont plus ou moins chez les autres animaux, suivant les groupes qu'on étudie.

§ 3.

Segment pariéto-mandibulaire.

Le troisième segment céphalique possède aussi au-dessus de son corps, qui est le *sphénoïde postérieur*, un arceau fermé, employé comme les autres à la protection du système nerveux et formant un cercle avec le corps osseux. Cet arceau comprend les *grandes ailes* du sphénoïde et les *os pariétaux*.

Le même segment présente aussi un arceau inférieur ou viscéral, dont les éléments sont tantôt réunis sur la ligne médiane par ankylose ou par une symphyse plus ou moins solide; tantôt, au contraire, écartés et disjoints, comme cela se voit chez les baleines et surtout chez les serpents.

L'arceau viscéral, ainsi défini, se compose de la *mâchoire inférieure* et de l'*os temporal* auquel celle-ci est articulée. Chez l'homme et chez tous les mammifères, cette articulation a lieu par un condyle appartenant au maxillaire inférieur; dans les ovipares, les éléments temporo-mandibulaires sont plus ou moins décomposés en éléments secondaires, et le condyle est fourni par la pièce qui précède l'os mandibulaire; mais, chez ces animaux comme chez l'homme et chez les vertébrés les plus élevés, la mâchoire inférieure a toujours un mouvement vertical, indépendant du mouvement bi-latéral qu'on lui reconnaît quelquefois, et l'on sait que c'est par ses battements réitérés et par ses frottements contre la mâchoire supérieure, que la mastication des aliments a surtout lieu.

La bouche est ouverte entre ces deux paires d'appendices maxillaire supérieur et maxillaire inférieur, et le plus souvent elle communique par le pharynx ou l'arrière-bouche, avec l'appareil nasal. Cette communication manque toutefois à la plupart des poissons.

12. *Corps du sphénoïde postérieur*, G. Cuv. Cet os a été nommé *hyposphénal*, par Geoffroy; *sphénoïde principal*, par M. Agassiz; *sphécoïde*, par M. Straus; *basi-sphénoïde*, par M. Owen. Il faut en séparer les *grandes ailes*, qui chez certains animaux sont moindres que les ailes du sphénoïde antérieur, et la partie des *apophyses ptérygoïdes* qui lui est particulière. Celles-ci sont sou-

[1] Ils manquent aux centétins ou tanrecs et aux fourmiliers.

vent très-distinctes des autres ptérygoïdiens. C'est ce que l'on voit dans les animaux mammifères qui ont les deux vertèbres sphénoïdales bien séparées; nous en avons déjà parlé sous le n° 8.

13. Les *grandes ailes*, G. Cuv. (*os ptéreaux*, É. Geoff.; *apophyses ptérales*, Straus; *os ali-sphénoïdes*, Owen) tiennent au corps du sphénoïde postérieur chez l'homme, mais elles en sont souvent détachées chez les mammifères et chez les ovipares. Elles forment ainsi une pièce intermédiaire entre le corps du sphénoïde et les pariétaux qui complètent en dessus l'arc osseux du système nerveux.

14. Les *pariétaux* ne nous arrêteront pas; leur signification n'est pas contestée et ce que l'on dit à leur égard, dans les traités, suffit pour les faire bien connaître. On sait que chez les mammifères, où le cerveau est moins volumineux que chez l'homme, ils forment à leur point de réunion sur la ligne médiane, une crête plus ou moins saillante, dite *crête sagittale*. Cette crête prend surtout de l'accroissement chez les sujets adultes et plus particulièrement chez les mâles. C'est une saillie comparable à celle des apophyses épineuses des vertèbres. Dans les vieux gorilles, elle acquiert un grand développement et dépasse celle que l'on voit au crâne des carnivores les plus redoutables.

15. *Temporaux*. L'arc viscéral ou inférieur du troisième segment commence par les os temporaux, qui résultent à leur tour de deux éléments principaux. L'un de

ces éléments répond à l'*apophyse mastoïde* (*mastoïdien*, G. Cuv.), et l'autre à la partie écailleuse (*temporal écailleux*, G. Cuv. et Blainv.; *cotyléal*, É.Geoff.; *squamosal*, Owen, etc.).

Dans les oiseaux, dans les sauriens véritables et dans les ophidiens, le temporal écailleux, qu'on nomme alors *tympanique* et plus souvent encore *os carré*, est mobile sur le mastoïdien et il forme une sorte de pédoncule par lequel la mâchoire inférieure est portée. Chez les crocodiles et les tortues, il reste également distinct du mastoïdien, mais il n'est pas mobile.

On retrouve ces deux os, c'est-à-dire le mastoïdien et le temporal écailleux, bien séparés l'un de l'autre dans le fœtus humain, et ce n'est qu'après la naissance qu'ils se soudent ensemble.

La *mâchoire inférieure* complète le troisième ostéodesme, mais d'autres os appartiennent à l'oreille moyenne, comme la caisse, le cercle tympanique et les osselets de l'ouïe, ou même à l'oreille interne, comme le rocher. Ils se réunissent au temporal écailleux, comme le fait le mastoïdien, et contribuent avec ces deux pièces à former l'os coalescent, presque aussi complexe que le sphénoïde, que l'on décrit dans les ouvrages d'anatomie humaine sous le nom de temporal.

Ces parties accessoires du temporal et du mastoïdien ne nous occuperont qu'un instant.

Au sommet de la cavité glénoïde passe un tube osseux dans lequel pénètre la trompe d'Eustache. Ce tube, en se continuant jusqu'au cercle du tympan, forme la caisse par sa dilatation, et il reçoit chez certains mammifères, principalement chez ceux qui vivent dans les grandes plaines en Afrique ou en Asie, comme en Amérique et dans l'Australie, un développement plus considérable encore. On peut en rapporter l'ensemble aux os fournis par les muqueuses, mais je ne pense pas qu'il faille le considérer comme dépendant réellement du cercle ostéodesmique.

Dans l'intérieur de la caisse sont logés les *osselets de l'ouïe*, qui sont aussi des pièces étrangères au segment qui les supporte; et, en dehors, il existe une autre pièce encore différente : celle-ci est le *cercle du tympan*. C'est pour avoir pris à tort le temporal écailleux pour l'un ou l'autre de ces os, qu'on lui a parfois donné le nom de tympanique et celui d'os de la caisse dans les vertébrés ovipares. Quoiqu'il serve chez beaucoup de sauriens à former, par l'excavation de son bord postérieur, une cavité qui loge l'oreille moyenne à la manière de la caisse véritable, il ne répond cependant pas à l'os qui constitue celle-ci chez les mammifères.

16. Le *maxillaire inférieur* (*os mandibulaire*, Blainv.) est trop bien décrit, même dans les ouvrages les plus élémentaires, pour que nous insistions ici sur ses caractères. D'ailleurs, nous avons déjà parlé des variations que cet arc présente dans sa partie symphysaire, et de la manière dont il s'articule chez les mammifères et chez les ovipares avec le temporal écailleux. Chez les

premiers de ces animaux, chacun des os maxillaires inférieurs, droit et gauche, est indécomposable; il peut, au contraire, être divisé en plusieurs pièces chez les oiseaux, ainsi que chez les vertébrés à sang froid, et par conséquent chez tous les animaux du même embranchement qui ne sont pas mammifères.

Chez le crocodile, où ils sont au complet, les os élémentaires de la mâchoire inférieure sont au nombre de six pour chaque côté; ce sont, en employant les dénominations proposées par G. Cuvier :

a. L'*articulaire*, qui est en rapport avec l'os carré ou temporal immobile; M. Straus change son nom en *arthrique*.

b. L'*angulaire* (*angulin*, Straus). Il est placé sous le précédent et au bord postéro-inférieur de la mâchoire.

c. Le *surangulaire* (*coronoïdien* de Straus).

d. Le *complémentaire* (*marginaire* de Geoffroy et de Straus).

e. L'*operculaire* (*ésotérique*, Straus).

f. Le *dentaire*. Celui-ci est le seul qui porte des dents; c'est lui qui fournit la symphyse mandibulaire lorsqu'elle existe.

Aucun de ces os, propres à la mandibule des ovipares, n'est distinct chez l'homme ni chez les mammifères, et je ne les ai pas même trouvés séparés chez le *Phascolotherium Bucklandi*, fossile de l'oolithe de Stonesfield, l'un des plus anciens mammifères que l'on connaisse.

Néanmoins, leurs traces ne sont pas absolument effacées,

même chez les mammifères actuels, et l'on voit autour du trou dentaire ou plus en avant, mais sur la même face, une indication de l'operculaire et du complémentaire. Cette disposition est assez nette dans le fœtus de certaines espèces, chez le chien, par exemple.

§ 4.

Du segment occipital.

Le quatrième segment céphalique était plus facile à reconnaître que les autres, du moins dans sa partie vertébrale; il est aussi le premier que l'on ait signalé pour démontrer la composition vertébrale du crâne. C'est l'examen de ses principaux caractères qui a principalement conduit M. Duméril à prendre l'ensemble du crâne pour une vertèbre gigantesque, et il avait fait dire antérieurement à Kielmeyer que chacune des vertèbres du tronc peut être envisagée comme constituant séparément un petit crâne.

Toutefois, en y regardant avec plus d'attention, on vit bientôt qu'il y a dans la tête osseuse plus d'une vertèbre, et que plusieurs des éléments dont elle se compose, principalement dans sa partie faciale, ne s'observent pas aux vertèbres telles qu'on les définit ordinairement en anatomie. Les mâchoires et leurs dépendances sont surtout dans ce dernier cas.

Il était facile de reconnaître le corps ou centrum de la

vertèbre occipitale chez les poissons. Il s'articule habituellement avec la colonne rachidienne [1] par une concavité tout à fait semblable à celles que l'on voit aux deux faces terminales du corps dans les vertèbres du tronc, et il forme à tous les âges un os distinct, qu'il est d'ailleurs facile de retrouver chez les mammifères et chez l'homme, en prenant des fœtus ou des sujets encore jeunes : cet os est le *basilaire*. Dans aucune espèce de la classe des animaux à mamelles, il ne porte les condyles articulaires.

Ces condyles sont au nombre de deux chez les mêmes animaux ; ils sont fournis par une paire d'os placés bilatéralement au précédent, concourant avec lui à la formation du grand trou occipital, et que l'on appelle, à cause de la position des deux pièces qui les constituent, les *occipitaux latéraux*. Les condyles répètent ici les apophyses articulaires des vertèbres ; ils ont, en effet, la même fonction qu'elles, puisqu'ils mettent la vertèbre occipitale en rapport d'articulation bi-latérale avec la vertèbre atlas.

L'arc neural est complété par l'*os occipital supérieur*, pièce unique, dont la grandeur varie selon les espèces,

[1] De Blainville a fait voir que le lépisostée a les corps vertébraux concavo-convexes, et que son crâne s'articule avec l'atlas par un condyle saillant. Le trichiure, dont la région cervicale est si curieusement modifiée, mais qui a cependant les vertèbres biconcaves, possède un condyle occipital également saillant, et chez l'échénéis nous avons constaté la présence de deux condyles, comme chez les mammifères ou les batraciens.

et qui a, chez l'homme, une étendue proportionnée à la masse nerveuse qu'elle doit recouvrir. Chez beaucoup d'animaux, sa forme rappelle sensiblement celle des apophyses épineuses du dos, et son rôle est le même.

La vertèbre occipitale des sauriens conserve presque toujours une forme plus semblable encore à celle des vertèbres du tronc ; son corps est très-distinct, et la nature apophysaire de ses autres parties est on ne peut plus évidente.

L'arc inférieur du segment occipital est cependant beaucoup moins facile à reconnaître, et les anatomistes sont loin d'être d'accord à son égard. De Blainville et Dugès ont pensé qu'il était formé par l'*os hyoïde*, qui se prolonge, en effet, jusqu'à la base du crâne chez la plupart des mammifères, par suite du grand développement de ses cornes styloïdiennes (les petites cornes de l'hyoïde humain). Mais d'autres auteurs, parmi lesquels nous avons déjà cité M. Owen, rattachent le membre antérieur au crâne, et ils trouvent dans sa partie dite scapulaire l'arc osseux viscéral, qui, joint à la vertèbre occipitale, compléterait le dernier des segments céphaliques. Quoique la première de ces opinions ne soit pas à encore l'abri de toute objection, elle nous paraît de beaucoup préférable à la seconde.

Quelques indications synonymiques rendront plus complets les détails que nous venons de donner au sujet des os dont se compose le segment occipital.

17. *Os basilaire* (*pars basilaris ossis spheno-occi-*

pitalis, Sœmm.; *os basilaire*, G. Cuv.; *basi-sphénal*, etc., É. Geoffroy; *basi-occipital*, Owen). Le condyle unique des oiseaux et des reptiles allantoïdiens est formé tantôt par une saillie de cet os (crocodile, etc.), tantôt par la jonction de cette saillie avec la partie articulaire des occipitaux latéraux, qui fournissent les condyles chez l'homme.

18. *Occipitaux latéraux* (*pars lateralis sive condyloïdea ossis occipitalis*, Sœmm.; *occipit. later.*, G. Cuv.; *ex-occipitaux*, etc., É. Geoff.) Cet os se dédouble chez plusieurs groupes de vertébrés inférieurs.

19. *Occipital supérieur* (*pars occipitalis stricte sic dicta*, Sœmm.; *occipital supérieur.*, G. Cuv.; *occipital supér.*, etc., É. Geoff.; *sur-occipital*, Owen.)

Il existe souvent, entre cet os et le bord postérieur des pariétaux, une pièce distincte, tantôt petite et comparable à un os wormien, tantôt plus considérable et que l'on désigne par le nom d'*os interpariétal* [1]. C'est un démembrement de la partie antérieure de l'occipital supérieur. On en voit l'indication même dans le fœtus humain. Sa persistence est caractéristique de certaines espèces de mammifères (Rongeurs, Marsupiaux, etc.); chez l'homme, elle est simplement accidentelle [2].

L'os occipital supérieur et l'inter-pariétal sont primitivement séparés l'un et l'autre en deux pièces latérales,

[1] *Os transversum*, Mayer; *os épactal*, Goethe; *os incæ*, Tschudi.

[2] Quelques mammifères ont accidentellement un os semblable entre les pariétaux et les frontaux. J'en connais un exemple dans le tamandua (*Myrmecophaga tetradactyla.*)

par une fissure médiane ; dans le fœtus, cette fissure a déjà disparu.

20. *Os hyoïde.* Cet os, pris dans le squelette humain, se divise en trois parties distinctes, savoir :

a. Le *corps* ou partie médiane, qui prend un plus grand volume chez certains singes, se creuse souvent par sa face supérieure, et se transforme même chez les alouates ou hurleurs[1] en une grande cavité qui concourt à donner une très-grande étendue à la voix de ces quadrumanes.

b. Les *cornes styloïdiennes* ou les *petites cornes* de l'hyoïde humain, qui rattachent cet os aux apophyses styloïdes par l'intermédiaire du ligament stylo-hyoïdien. Ce ligament s'ossifie quelquefois chez l'homme; alors l'os hyoïde ressemble davantage à celui des carnivores, des ruminants, etc., dont les cornes styloïdiennes sont osseuses, et forment une chaîne de trois osselets successifs. Le troisième de ces osselets s'articule sous la base du crâne.

c. Les *cornes thyroïdiennes,* dites *grandes cornes* chez l'homme, et qui sont les *petites cornes* de l'anatomie vétérinaire. Elles rattachent le larynx à l'os hyoïde. Ce sont peut-être, comme les apophyses récurrentes des côtes des oiseaux, comme les rayons impairs des poissons ou comme les membres eux-mêmes, des parties étrangères aux cercles sous-vertébraux sur lesquels elles s'insèrent ; cependant Dugès y retrouvait le rudiment

[1] Genre *Stentor.*

des arcs branchiaux que l'on voit à l'hyoïde des poissons, et il en faisait la partie viscérale de la vertèbre atlas, ce qui semble confirmé par la disposition de ces pièces chez les chéloniens.

Les caractères principaux offerts par l'hyoïde dans la succession de ses développements, et ceux qu'il présente dans la série des vertébrés, n'ont point encore été observés d'une manière assez complète pour que l'on puisse établir définitivement la notion théorique de cet os.

Monstruosités céphaliques. — Les problèmes intéressants que soulève l'étude de l'hyoïde ou celle des quatre segments céphaliques, sont susceptibles d'être éclairés par une connaissance plus approfondie des monstruosités.

On peut, par exemple, au moyen des cyclopes [1] ou des autres monstres qui ont non-seulement les yeux, mais aussi les oreilles, réunis sur la ligne médiane, démontrer aisément que les organes des sens spéciaux se rattachent tous par leurs connexions aux arcs sous-vertébraux ou viscéraux, et qu'ils appartiennent bien aux arcs qui sont inférieurs à chacune des quatre vertèbres crâniennes. En effet, dans les cas de monstruosité par soudure, c'est sur la ligne sous-vertébrale qu'ils se réunissent et jamais au-dessus des corps vertébraux. Les cyclopes à trompe nous

[1] *Monstres cyclocéphaliens* de la classification tératologique de M. Is. Geoffroy.

montrent aussi que la partie terminale de la tête est bien le segment nasal, et que, sous ce rapport, l'homme est encore comparable aux animaux.

Le grand développement du cerveau, dans notre espèce, produit une sorte d'encapuchonnement de la face par les arcs osseux qui le protégent, c'est-à-dire par les arcs supra-vertébraux ; et dans cette espèce de raccourcissement des mâchoires, les yeux paraissent se placer au-dessus du nez ou tout au moins sur les parties latérales de sa racine. Mais lorsque, par suite de l'absence du vomer et de l'ethmoïde, ils se rapprochent l'un de l'autre et se confondent plus ou moins entre eux, c'est au-dessous du nez et point au-dessus de lui que ce rapprochement a lieu. Alors le nez se montre le plus souvent sous la forme d'une petite trompe insérée au-dessus des yeux, qui sont confondus en un seul sur la ligne médiane. Chez ces monstres, la mâchoire supérieure et la mâchoire inférieure se ressemblent plus entre elles que dans l'état normal, et la perforation buccale manque souvent.

Dans l'état normal, les os de la tête ne se développent pas seulement par substitution d'ostéoplastes à un tissu cartilagineux préexistant; ils peuvent aussi prendre naissance et surtout s'agrandir par envahissement, c'est-à-dire, sans que l'espace qu'ils vont occuper ait d'abord été cartilagineux[1].

[1] Les os du tronc peuvent aussi s'accroître par envahissement,

Les parties qui prennent, en vue de leurs fonctions spéciales dans la formation des cavités céphaliques, un développement excessif, s'étendent de cette manière; tels sont : les frontaux, les pariétaux et l'occipital supérieur, c'est-à-dire les éléments principaux de l'arc supérieur des trois dernières vertèbres crâniennes. La portion écailleuse du temporal, l'apophyse zygomatique et la branche verticale de la mâchoire inférieure sont aussi dans ce cas, et il en est de même de certaines pièces, comme les divers cornets olfactifs et le cercle tympanique, que nous avons distingué d'ailleurs des éléments ostéodesmiques de la tête.

Dans les monstres anencéphaliens, les os des arcs cérébraux restent dans un état tout à fait rudimentaire, comparativement à ceux des sujets normaux; mais les pièces qui dépendent des arcs viscéraux de la tête, c'est-à-dire la plupart des os de la face, arrivent à leur développement ordinaire, l'accroissement de leur tissu par voie d'envahissement n'étant point interrompu. C'est le contraire qui a lieu dans les monstruosités que l'on désigne par les noms de cyclocéphalie, de rhinocéphalie et d'otocéphalie.

aussi bien que par substitution. On trouvera des détails à cet égard dans les travaux de M. Ch. Robin et dans ceux des anatomistes allemands, dont M. Kölliker donne l'analyse dans ses *Éléments d'histologie humaine*.

CHAPITRE VII.

DES SEGMENTS OSSEUX DU TRONC.

Le tronc comprend l'ensemble des régions du corps qui font suite à la tête. Ces régions sont plus ou moins distinctes entre elles, selon les espèces animales que l'on examine. Dans le squelette de l'homme, on en reconnaît cinq, savoir : le cou ou la région cervicale, le thorax ou région thoracique, les lombes ou région abdominale, le bassin ou région pelvienne, et le coccyx répondant à la région caudale des autres animaux. Dans beaucoup d'espèces, cette dernière région est souvent considérée, à cause de sa longueur, comme formant une partie distincte du tronc.

Le nombre des segments propres à ces différentes régions est très-variable, suivant les espèces que l'on étudie. Chez l'homme, il est de sept pour la région cervicale, de douze pour celle du dos, de cinq pour les lombes, de cinq aussi pour le sacrum, et le plus habituellement de quatre pour le coccyx : en tout trente-trois segments ou ostéodesmes qui, joints aux quatre segments céphaliques dont nous avons déjà parlé, portent à trente-sept le nombre total de ceux qui forment le corps.

Tous ces segments ont des centres vertébraux distincts, et, en arrière, des arcs osseux neuraux destinés à protéger la moelle rachidienne. Cependant les arcs osseux du coccyx sont en partie rudimentaires et ils restent incomplets sur la ligne médiane ; le même défaut de soudure peut se retrouver, dans certains individus, aux arcs des dernières vertèbres sacrées.

Indépendamment des centres vertébraux et des arcs nerveux qui s'y ajoutent, les segments osseux du tronc peuvent aussi être pourvus d'arcs inférieurs ou viscéraux. Les plus complets de ces arcs sont ceux que l'on désigne par le nom de côtes sternales ; les os de l'épaule et ceux de la hanche appartiennent à la même catégorie. Nous en parlerons après avoir traité des vertèbres, c'est-à-dire des centres axiles et de leurs arcs neuraux, des côtes et même du sternum, qui sépare ces dernières sur la ligne médiane inférieure.

§ 1.

Des centres axiles du tronc ou corps vertébraux, et des arcs neuraux qui s'y rattachent.

Chacune des régions du tronc a pour axe osseux plusieurs *centres vertébraux*, comparables à ceux que nous avons vus à la tête ; mais ces centres ne forment en général qu'une partie de ce que nous appelons ordinairement le corps des vertèbres.

Lorsque l'on étudie le mode de formation de ces dernières, on voit d'abord que leur centrum est divisible en trois parties successives : une épiphyse antérieure, une diaphyse et une épiphyse postérieure. C'est par les épiphyses que les corps vertébraux s'articulent entre eux.

Les faces articulaires des corps vertébraux sont aplaties chez l'homme, sauf à la région cervicale, où leur surface est légèrement concavo-convexe. Leur forme varie dans la série des animaux. Elle est tantôt convexo-concave, comme au cou des chevaux et des ruminants, ainsi qu'au tronc des crocodiles; tantôt, au contraire, concavo-convexe, comme chez les ophidiens, les amphisbènes et les sauriens, dont il faut toutefois excepter les geckos, ces derniers reptiles ayant les vertèbres bi-concaves à la manière de celles des poissons et des batraciens inférieurs [1].

Chez les vertébrés allantoïdiens, les corps vertébraux ne sont donc pas uniquement formés par le centrum, comme chez les poissons, et les arcs supérieurs et inférieurs sont loin d'être aussi semblables entre eux. La similitude ne s'y trouve guère que dans la région caudale.

Ce ne sont pas les arcs supra-vertébraux qui fournissent les facettes articulaires destinées à la tête des côtes. La demi-facette antérieure appartient à l'épiphyse postérieure d'une vertèbre, et la demi-facette postérieure à l'épiphyse antérieure de la vertèbre suivante. Toutefois, la première dorsale a une facette complète à son bord antérieur. Les quatre dernières dorsales en ont également une, mais elles manquent de la demi-facette postérieure, dont celle-là est pourvue.

[1] Voy. P. Gerv., article *Reptiles* du *Dict. d'hist. nat.*, t. XI, p. 20.

Quant à la diaphyse, elle est prise comme par un chevalet ou par le mordant d'un étau, au moyen de l'arc osseux qui forme les parties supérieures de la vertèbre et que l'on nomme la *masse apophysaire*.

Dans certaines vertèbres, principalement aux lombes, on voit de chaque côté du centrum une saillie divergente, ossifiée séparément, mais susceptible de se réunir plus tard avec le corps : c'est l'*apophyse transverse*, dont nous parlerons bientôt. Il peut y avoir en outre, dans d'autres animaux, une apophyse sur la face supérieure du même centrum (*apophyse acanthoïde supérieure*), et, ce qui est plus fréquent, une autre à sa partie antérieure ou inférieure (*apophyse acanthoïde inférieure* ou l'*hypapophyse* de M. Owen).

Malpighi avait regardé le corps des vertèbres comme formé de deux éléments osseux qui se réuniraient ultérieurement sur la ligne médiane : cela est vrai pour la totalité de ce que nous appelons le corps dans l'anatomie ordinaire, mais ne l'est pas pour le centrum lui-même.

On voit, en effet, chez l'embryon humain, les deux bases des arcs supérieurs, ou, pour poursuivre notre comparaison de tout à l'heure, les deux mordants de cette espèce de pince qui saisit le centrum, se développer séparément, et c'est entre elles deux que celui-ci se trouve retenu lorsqu'elles s'ankylosent avec lui entre les deux épiphyses qui forment ses faces antérieure et postérieure.

La partie droite et la partie gauche de l'arc neural sont,

bien entendu, distinctes l'une de l'autre dans leurs portions osseuses aussi bien en arrière qu'en avant, et chacune d'elles forme d'abord un os distinct. Le fœtus humain n'échappe pas à cette disposition, et chez certains mammifères la même séparation subsiste encore quelque temps après la naissance. C'est ce que l'on observe plus particulièrement dans les sirénides ou cétacés herbivores des mers actuelles (dugong et lamantin), et dans ceux des mers tertiaires (halithérium) chez lesquels cette séparation persistait même plus longtemps encore. Chez certains reptiles, l'apparence épiphysaire de l'arc nerveux ne disparaît à aucun âge, mais la séparation médio-dorsale des deux pièces qui la constituent ne subsiste normalement dans aucune espèce, et elle n'existe pas davantage, du moins d'après mes observations, chez les poissons du genre tétrodon, que M. Dareste a néanmoins regardés comme ayant un *spina bifida* normal.

La séparation médiane des deux pièces dont ce même arc résulte, se retrouve bien indiquée, chez l'homme adulte, par la bifurcation qui caractérise les apophyses épineuses des vertèbres cervicales.

Au point où les deux branches de cet arc se soudent entre elles, chez les mammifères, on voit quelquefois un noyau osseux médian qui se conservera plus ou moins longtemps sous la forme d'une épiphyse supportée par l'apophyse épineuse. Cette pièce est la neurépine de M. Owen. C'est elle qu'É. Geoffroy a autrefois signalée dans le veau, comme représentant les rayons de la nageoire dorsale des poissons [1]. Je l'ai vue d'une manière plus distincte encore, mais toujours unique, dans l'écartement des lames osseuses par lesquelles les apophyses épineuses commencent chez le fœtus du cochon.

Quant aux apophyses dites articulaires antérieures et articulaires postérieures, je n'ai pas pu leur reconnaître de point d'ossification particulier, et elles font, comme os, partie intégrante des lames de l'arc neural.

Quelques-uns des centres vertébraux méritent seuls que nous les mentionnions d'une manière spéciale.

Le corps de l'*atlas* est presque toujours remarquable par son peu d'épaisseur. Comme il n'a pas encore de point osseux dans le fœtus humain [2], et que *l'apophyse odontoïde* de l'axis passe au-devant de lui, celle-ci a été quelquefois prise pour le véritable corps de cette vertèbre, qui se serait détaché et soudé à la partie antérieure du corps de l'axis.

Plusieurs anatomistes célèbres ont accepté cette manière de voir [3], mais elle ne saurait être admise comme fondée, si l'on étudie les reptiles ou les fœtus des

[1] *Mém. du Mus. de Paris,* tom. IX, pag. 116, pl. 5, fig. 10-11.

[2] Quelques auteurs pensent que le corps de l'atlas commence par deux points d'ossification.

[3] Voy. Owen, *Principes d'ostéologie comparée.*—M. Straus (*Anat. du chat*, tom. I, pag. 471) dit aussi que l'apophyse odontoïde semble provenir de l'atlas et n'être que la partie qu'on suppose manquer à celui-ci, « c'est-à-dire les deux épiphyses de son corps ou bien le corps ou l'épiphyse postérieure.»

mammifères, et si l'on constate, comme nous l'avons fait, qu'il existe entre les deux extrémités inférieures de l'arc osseux de l'atlas, un centrum vertébral. L'apophyse odontoïde n'appartient d'ailleurs à l'axis que comme pièce accessoire et soudée avec elle. C'est avec la partie antérieure du corps de cette vertèbre qu'elle s'ankylose ; elle possède en propre une sorte de centrum, et, de plus, une épiphyse sur sa partie antérieure. Il semblerait donc plus conforme aux principes de l'ostéologie comparée, d'y voir une vertèbre différente de celles qu'on a décrites au cou, vertèbre qui serait réduite à son centrum. Chez les sauriens, la vertèbre odontoïde est plus développée que chez les mammifères, et elle a même une apophyse acanthoïde inférieure très-distincte.

Si telle était réellement l'origine de l'apophyse odontoïde, ce serait un corps vertébral à ajouter à ceux que l'on compte ordinairement, et le nombre total de ceux-ci serait de trente-huit au lieu de trente-sept, comme nous l'avons dit au commencement de ce chapitre.

Les *vertèbres cervicales* présentent habituellement un autre caractère : leur base est percée latéralement par un trou destiné au passage de l'artère vertébrale. Primitivement, ce trou n'est encore représenté que par une simple échancrure, et ce n'est qu'après la naissance que ses deux branches se rejoignent pour en compléter le circuit. Dans l'homme, le segment antérieur de ce petit cercle fait corps avec la base de l'arc supra-vertébral et non avec le centrum. On a pensé qu'il devait être considéré comme un rudiment de côte ou comme une apophyse transverse, et, dans les oiseaux ainsi que dans les crocodiles, l'échancrure osseuse par laquelle passe l'artère vertébrale supporte, en effet, un petit rudiment de côte; mais celui-ci est bien séparé des deux éléments principaux du canal et il est à cheval sur l'un et l'autre. Dans ces ovipares, la transition des dernières vertèbres cervicales avec les premières dorsales se fait ainsi d'une manière à peu près insensible.

Les chéloniens, dont l'atlas a son centrum très-apparent, manquent du canal cervical de l'artère vertébrale.

Les *vertèbres du dos* ne nous offrent en elles-mêmes rien de bien particulier, et comme nous parlerons plus loin des côtes auxquelles elles donnent attache, nous ne nous y arrêterons pas davantage en ce moment.

Le caractère des *vertèbres lombaires* consiste surtout dans l'absence des facettes propres à l'insertion des côtes et dans le grand développement de leurs apophyses transverses; mais, chez certains animaux, les dernières paires costales sont portées par les apophyses transverses des vertèbres dorsales. Cela résulte de la disparition de la tête articulaire, qui rattache les côtes précédentes aux corps vertébraux, en même temps que leur tubérosité les met en rapport avec l'apophyse transverse. Dans les animaux qui présentent ce double caractère, la distinction entre les vertèbres dorsales et les lombaires devient alors beaucoup moins évidente que chez les autres espèces.

Les *apophyses transverses* commencent par un point

d'ossification à part, à la fois distinct de celui du corps ou centrum, et de ceux qui fourniront les deux côtés de l'arc neural. Cela est très-évident chez certaines genres.

C'est de la même manière que les vertèbres du *sacrum* se développent, et, pour ce qui les concerne, la démonstration de leurs éléments osseux est facile, même chez l'homme. Encore séparées les unes des autres dans l'enfant, les cinq vertèbres sacrées montrent chacune, pendant l'âge fœtal, un noyau osseux distinct représentant le centrum. De chaque côté de ce corps on aperçoit un autre noyau qui deviendra l'apophyse transverse et qui se soudera plus tard, non-seulement au corps lui-même, mais aussi à l'os des îles, du moins pour les deux premières vertèbres sacrées. Les deux pièces osseuses de l'arc neural ne sont pas moins distinctes pour chacune des vertèbres de cette région, et leur conjugaison, c'est-à-dire la soudure médiane des deux éléments osseux qui les composent, ne se fait même que dans un âge avancé, pour les vertèbres de cette région qui sont situées plus près du coccyx.

A mesure que l'ossification se poursuit, les divers éléments de chacune des vertèbres sacrées se soudent les uns aux autres, et ces vertèbres s'ankylosent entre elles par leurs parties correspondantes. Les trous de conjugaison persistent néanmoins; ils forment les trous sacrés, qui sont visibles en dessus et en dessous, au bord interne de l'ankylose qui s'est opérée entre les apophyses transverses du sacrum.

Dans les mammifères sirénides [1] et dans les cétacés proprement dits, les vertèbres lombaires ne sont point séparées des coccygiennes par une réunion de vertèbres ankylosées, comme le sont celles du sacrum dans le plus grand nombre des animaux quadrupèdes.

Le bassin des cétacés étant rudimentaire et les membres inférieurs manquant à ces animaux, les vertèbres de leur région sacrée conservent pendant toute la vie une complète indépendance, soit entre elles, soit par rapport aux os pelviens.

Les *vertèbres coccygiennes* présentent aussi des éléments analogues à ceux que nous avons vus aux vertèbres dites sacrées. Dans certaines espèces de mammifères qui sont pourvues d'une queue très-développée ou qui ont le bassin autrement conformé que celui de l'homme, ce mode de développement est très-facile à constater ; c'est ce que l'on voit dans les tatous cachicames, qui ont, pendant leur premier âge, l'arc neural, les apophyses transverses et le centrum bien distincts les uns des autres [2].

Chez ces animaux et chez beaucoup d'autres, soit mammifères, soit reptiles ou poissons, les vertèbres caudales sont en outre pourvues des os en V ou arcs sous-vertébraux dont nous avons déjà parlé plusieurs fois. Ces os sous-caudaux manquent au coccyx de l'homme.

[1] D'après une observation récente de M. Kaup, les halithériums auraient des membres pelviens rudimentaires.

[2] La pièce en forme de soc qui termine la série coccygienne des

En résumé, une vertèbre est composée de plusieurs pièces osseuses :

1° Du *centrum* et de ses apophyses acanthoïdes [1] ;

2° Des apophyses transverses formant un os placé de chaque côté du centrum, avec lequel elles se soudent en général d'une manière complète ;

3° De l'arc neural, formé lui-même de deux os qui sont réunis sur la ligne médiane et dont le point de symphyse est même surmonté par un autre élément osseux d'apparence épiphysaire.

Toutes ces pièces peuvent être observées, mais sur différents points de la colonne vertébrale, dans le squelette humain, lorsqu'on a soin de prendre les os d'un enfant ou ceux d'un fœtus, et que l'on étudie successivement les cinq régions dont se compose la colonne vertébrale.

§ 2.

Des pièces osseuses qui forment les arcs viscéraux du tronc.

La partie osseuse des côtes, les cartilages costaux et les pièces sternales qui leur correspondent sont, dans le tronc, les os antagonistes des arcs neuraux, c'est-à-dire, des apophyses épineuses et de leurs dépendances.

oiseaux, n'est pas une vertèbre simple, mais bien la réunion de plusieurs vertèbres. Son examen sur le kamichi, le pingouin, etc., ne laisse point de doute à cet égard.

[1] Ces apophyses ne se développent point au rachis de l'homme.

Ce sont eux qui forment les arcs viscéraux de la région thoracique, et l'on démontre qu'il existe à l'abdomen de quelques animaux des éléments du même ordre. En outre, les os upsiloïdes ou os en V, que l'on trouve sous les vertèbres de la queue, dans un grand nombre d'espèces, appartiennent aussi à la même série homologue, et nous verrons, dans le paragraphe suivant, qu'il en est encore ainsi des os de l'épaule et de ceux de la hanche.

En général, les côtes sont articulées par leur extrémité dite vertébrale sur la partie latérale des vertèbres, et leur tête porte sur les facettes fournies sur les corps vertébraux. Par leur autre bout, elles touchent au sternum ; mais, lorsque celui-ci conserve sa segmentation primitive, c'est au point de jonction de deux sternèbres successives qu'elles se rendent et non sur les sternèbres elles-mêmes. Ce mode d'insertion est comparable à celui que les côtes ont sur les centres vertébraux par leur autre extrémité ; mais il arrive aussi, dans beaucoup de cas, que l'insertion des côtes aux vertèbres se fait par les apophyses transverses elles-mêmes, et, dans l'homme, le mode véritable de leur articulation avec le sternum est en partie dissimulé par la soudure des pièces dont ce dernier est formé.

1. Les *côtes* ont habituellement deux parties distinctes, dont l'une, ou celle dite vertébrale à cause de son insertion aux vertèbres, est osseuse ; tandis que l'autre, qui va de celle-là au sternum, reste assez généralement cartilagineuse. Ce dernier caractère est celui que la seconde moitié des côtes présente chez l'homme.

La *partie osseuse* des côtes est pourvue, dans le jeune âge, sur son extrémité vertébrale, d'une pièce épiphysaire facile à voir chez certains mammifères, et que nous désignerons par le nom d'*épipleure*: c'est par la même extrémité que les côtes portent sur les vertèbres. Après cette tête épiphysaire de la côte osseuse, vient le col du même os, puis sa tubérosité. Par celle-ci, la côte porte contre la base externe des arcs neuraux ou contre l'apophyse transverse. Elle intercepte ainsi, au-dessus de son col, un petit espace circulaire, très-évident chez certaines espèces, très-faible ou même nul chez beaucoup d'autres, et qui, lorsqu'il existe, continue le long de la colonne dorsale la série de trous latéraux propres aux vertèbres cervicales [1].

L'autre extrémité de la partie osseuse des côtes ne va pas jusqu'au sternum, et l'on a eu tort de dire qu'elle s'articulait avec lui par synchondrose, en prenant alors le cartilage qui lui succède comme moyen d'articulation. C'est avec le *cartilage costal* lui-même que l'ostéopleure s'articule, et ce cartilage devient à son tour osseux comme la côte proprement dite, dans certaines espèces, les tatous et les oiseaux, par exemple.

Les cartilages costaux sont donc des pièces distinctes,

[1] Leur présence est facile à constater chez les oiseaux; ils sont aussi très-évidents, mais par anomalie, sur un squelette d'hyperodon que possède le Musée des chirurgiens de Londres, et que M. Owen m'a fait remarquer; mais on ne les trouve pas sur un cétacé de même espèce, qui est conservé au Muséum de Paris.

qui entrent dans la composition des arcs viscéraux du tronc au même titre que la partie osseuse des côtes, et les arcs viscéraux sont multi-articulés, c'est-à-dire composés de plusieurs éléments successifs, comme le sont eux-mêmes la plupart des arcs correspondants que nous avons étudiés à la région céphalique.

Nous avons désigné l'épiphyse de la partie osseuse des côtes par le nom d'épipleure ; on pourrait nommer *ostéopleure* la portion osseuse des mêmes os, et *chondropleure* leur portion cartilagineuse. La correspondance de ces divers éléments avec ceux qui constituent les arcs viscéraux de la tête osseuse, n'a pas encore été établie d'une manière définitive; mais l'ensemble de leurs rapports homologiques n'en est pas moins évident. Pour M. Owen, l'ostéopleure est une *pleurapophyse*, homologue de l'os temporal, et le chondropleure rentre, comme le maxillaire supérieur ou le maxillaire inférieur, dans la division des *hémapophyses* [1].

Les dernières côtes ou les côtes flottantes ont leur partie osseuse plus courte que les autres. Leurs cartilages, qui sont rudimentaires, ne se joignent pas à ceux des côtes voisines, comme cela a lieu pour ceux des fausses côtes, dans un grand nombre d'animaux mammifères. Le gorille mâle a sa dernière paire de côtes articulée par le bord inférieur des ostéopleures avec la crête supérieure de l'os des îles.

[1] Voy. pag. 44.

On voit la série de côtes vertébrales se prolonger, dans certaines espèces, tout le long de la région lombaire, et il peut aussi exister dans les parois de l'abdomen, des cartilages costiformes, qui, sans se relier avec elles, sont cependant en même nombre et leur correspondent. On est donc autorisé à les regarder comme dépendant des mêmes ostéodesmes. Cette curieuse disposition est surtout évidente chez les crocodiles. On peut aussi considérer, à l'exemple de plusieurs auteurs, les os marsupiaux des didelphes et ceux des monotrèmes, comme étant formés par une paire de fausses côtes abdominales ossifiées, qui appartiendraient au dernier ostéodesme lombaire.

Il existe, même chez l'homme, des traces de cette segmentation de la paroi ventrale. La ligne blanche formée par l'aponévrose abdominale, entre l'appendice xyphoïde et le pubis, est l'indice d'une séparation médiane comparable à celle que le sternum opère au thorax, et les intersections, généralement en même nombre que les vertèbres lombaires, qui divisent transversalement le muscle grand droit de l'abdomen, transformeraient ce muscle en plusieurs intercostaux, si elles devenaient plus solides. Ce sont ces mêmes intersections, transformées en cartilages, qui constituent les fausses côtes abdominales des crocodiles.

2. Dans la plupart des animaux, la partie cartilagineuse des côtes propres à l'un des côtés du corps, ne se réunit pas d'une manière immédiate avec celles du côté opposé, et il existe entre elles une série de pièces osseuses

distinctes. C'est la succession de ces pièces intercostales qui forme le *sternum*. Quoique placées sur la ligne médiane, elles ne paraissent pas être réellement indivises, et si on les examine à un âge encore peu avancé de la vie fœtale ou dans certaines monstruosités, on reconnaît, assure-t-on, qu'elles résultent chacune de la fusion de deux éléments latéraux. Cependant elles sont simples et médianes dans le fœtus à terme.

Les pièces successives par lesquelles le sternum, court et coalescent chez l'homme adulte, est alors composé, ont la forme de boutons arrondis placés les uns à la suite des autres ; on en compte quatre principales, et il y en a en arrrière plusieurs autres dont la dimension est moins considérable.

La partie antérieure du sternum ou le *manubrium*, Blainv., est représentée par un noyau peu volumineux. C'est en arrière de la série sternébrale, que l'on voit l'*appendice xyphoïde.*

Chez certains animaux, le manubrium se prolonge bien davantage en avant. Il est surtout très-développé chez les monotrèmes et chez la plupart des sauriens. Quant à l'appendice xyphoïde, quoiqu'il reste cartilagineux dans la plus grande partie des espèces, il répond évidemment aux pièces sternales de plusieurs ostéodesmes, qui se sont arrêtées dans leur développement.

Peu d'espèces ont, comme l'homme, le sternum large, aplati et formé de disques ankylosés. Les singes anthropomorphes sont les seuls mammifères qui nous ressemblent réellement sous ce rapport[1]. Déjà, chez les autres singes de l'ancien continent, le sternum se compose, comme celui des carnassiers, de sternèbres étroites et bien séparées les unes des autres [2].

Une comparaison détaillée du sternum, dans la série des animaux vertébrés, exigerait des développements que nous ne devons pas aborder ici. On sait quelle est la forme de cet organe chez les oiseaux, et l'importance des caractères zoologiques que l'on peut tirer de ses variations. Chez les chélono-champsiens (tortues et crocodiles), il est encore différent; chez les sauriens, il présente des dispositions également très-curieuses [3], et l'on constate son absence chez les ophidiens. Dans ceux-ci,

[1] Le sternum plat des cétacés ou des ruminants, ainsi que celui de plusieurs autres groupes de mammifères, est établi sur un modèle assez différent de celui que présente le sternum également plat de l'homme, et, au point de vue de la zoologie descriptive, il n'y a pas de comparaison à établir entre eux. Ils n'en sont pas moins formés anatomiquement des mêmes éléments osseux.

[2] C'est cette forme sternale que Galien a décrite au lieu de celle qui est propre à l'homme.

[3] Le sternum très-singulier de ces animaux a été étudié par Cuvier dans son ouvrage sur les ossements fossiles, et je lui ai consacré quelques pages dans mon mémoire sur les membres, ainsi que dans mon article relatif à la classe des reptiles, qui a paru dans le Dictionnaire de M. Dorbigny. Chez les dragons, plusieurs côtes sont divergentes et soutiennent les expansions aliformes des flancs. Chez les caméléons, il y a une disposition toute différente. En arrière du sternum, les deux chondropleures de chaque segment se réunissent l'un à l'autre sans interposition d'élément sternébral, et l'arc viscéral est ainsi complètement fermé.

les côtes restent disjointes sur toute la ligne médio-inférieure [1] ; nous en avons parlé dans un autre ouvrage, ainsi que du sternum des batraciens, qui est aussi fort remarquable.

§ 3.

De l'épaule et des hanches considérées comme arcs viscéraux.

Déjà les anciens comparaient entre elles les différentes parties des membres, et ils établissaient que l'épaule répond aux hanches. Galien regardait ces deux régions comme les racines des membres. A l'époque de la Renaissance, ces rapports furent souvent méconnus, et Riolan fait de l'os coxal, qu'il nomme *ilium*, une partie du tronc, tandis qu'il réunit l'omoplate au bras. Au dix-huitième siècle, Vicq d'Azyr s'étonnait que, malgré les analogies très-évidentes qu'ont entre eux l'os des îles et l'omoplate, presque tous les anatomistes de son

[1] Cette disposition est comparable à celle qui caractérise la fissure sternale, singulière anomalie dont on trouve des exemples jusque dans l'espèce humaine.

Plusieurs médecins français et étrangers ont publié récemment des détails sur un cas très-curieux de cette fissure, dont est porteur un nommé Groux, qui visite en ce moment les principales universités de l'Europe. M. le professeur Benoît a présenté, cette année même, M. Groux à son auditoire, et il en a fait l'objet d'une leçon spéciale.

[2] Riolan, *Anthropographia et osteographia*, pag. 698; 1626.

temps rangeassent encore l'omoplate parmi les os du membre supérieur, et qu'aucun d'eux ne songeât à rapporter l'os iliaque au membre inférieur. Pour lui, cet os, quoique contribuant à compléter le bassin, n'est pas plus séparable du membre pelvien que l'omoplate ne l'est du membre thoracique. Il est vrai qu'il ne parle pas de la clavicule à propos de ce dernier; mais les anatomistes plus récents l'ont aussi rattachée au membre antérieur.

Cette opinion est cependant contestable ; car en étudiant le sous-type des vertébrés allantoïdiens [1], c'est-à-dire dans les mammifères, les oiseaux et les reptiles écailleux, il est facile de reconnaître que les os dont résultent les deux ceintures osseuses, soit celle qui porte les membres antérieurs, soit celle qui donne attache aux membres postérieurs, ont souvent une grande analogie avec les côtes. Les membres peuvent même manquer entièrement, sans que ces ceintures cessent pour cela d'exister.

C'est ce que l'on voit à la région pelvienne des cétacés et à la même région ainsi qu'à l'épaule chez les sauriens serpentiformes.

Si l'on tient compte de ces diverses particularités, on ne tardera pas à reconnaître que l'épaule et la hanche appartiennent bien à la même série de parties homologues que les côtes et leurs chondropleures.

[2] Les batraciens et les poissons dont l'embryon n'a ni allantoïde ni amnios, sont dits vertébrés anallantoïdiens.

M. Owen est du petit nombre des auteurs qui ont admis cette correspondance. Dans ses savants travaux sur la théorie du squelette, il compare les os des deux ceintures membrales aux côtes thoraciques, et en même temps il divise chacune d'elles en ses deux éléments : l'un *pleurapophysaire*, répondant à l'ostéopleure ou portion ossifiée des côtes de l'homme ; l'autre *hémapophysaire*, qui en est la portion cartilagineuse ou le chondropleure. Il retrouve ainsi à l'épaule et au bassin une partie pleurapophysaire et une partie hémapophysaire. La première est l'omoplate ou l'os des îles ; la seconde comprend la clavicule et le coracoïdien [1], en avant, ou le pubis et l'ischion, en arrière.

On doit sans doute admettre aussi que chaque ceinture osseuse correspond à plusieurs des segments vertébraux, et si l'on y recherche les traces de plusieurs côtes, confondus ensemble d'une manière plus ou moins complète, on les retrouve en effet.

Os de l'épaule. — Quoiqu'il existe souvent, le long des vertèbres cervicales qui fournissent des nerfs aux membres antérieurs, de faibles rudiments des côtes, on peut

[1] Le coracoïdien de l'homme reste rudimentaire ; il se soude à la partie supérieure de la cavité glénoïde de l'omoplate, pour constituer l'apophyse coracoïde. Chez les monotrêmes et chez la plupart des allantoïdiens ovipares, il est, au contraire, distinct et aussi développé que la clavicule ; c'est ce que l'on voit très-bien sur l'épaule des oiseaux.

néanmoins regarder l'*omoplate* comme formée par plusieurs éléments osseux, semblables à des ostéopleures qui se seraient soudés entre eux. Leur éloignement de l'appareil vertébral est comparable à celui que nous avons déjà vu pour l'hyoïde, qui reste, chez beaucoup d'animaux, disjoint de la vertèbre céphalique, à laquelle il se rattache pourtant chez d'autres espèces. Les côtes abdominales des crocodiles sont dans le même cas, par rapport aux vertèbres lombaires, dont elles complètent les ostéodesmes.

L'*omoplate* commence par plusieurs points d'ossification, dont deux appartiennent à l'épine. Dans certains sauriens, cette épine paraît d'ailleurs constituer à elle seule l'ostéopleure huméral, qui aurait la *clavicule* pour chondropleure; elle est ainsi comparable à la partie osseuse d'une côte dont la clavicule serait à son tour le cartilage ossifié.

Le *coracoïde*, réduit chez l'homme et chez la plupart des mammifères à un simple point épiphysaire, répondrait de son côté, lorsqu'il reçoit tout son développement, à un chondropleure également ossifié et représenterait celui de la partie plane de l'omoplate, avec laquelle il se soude, en effet, dans certains animaux. En même temps il rattacherait au sternum le segment dont l'omoplate fait partie (monotrèmes, oiseaux, tortues, crocodiles, sauriens, etc.).

Non-seulement l'os coracoïde manque à la très-grande majorité des mammifères, mais la clavicule elle-même fait défaut chez beaucoup de ces animaux.

On ne trouve aucune trace de cette dernière chez les espèces marines, non plus que chez les quadrupèdes ongulés. Elle manque aussi aux carnivores, ou bien elle n'existe chez eux qu'à l'état de rudiment.

Ces particularités n'ont rien qui doive surprendre, car on voit de semblables différences dans la plupart des autres régions squelettiques, lorsque l'on compare dans un certain nombre d'espèces les pièces dont elles sont formées. Le type général qui régit leur composition n'en est pas moins évident, mais l'expression en est différente suivant les familles chez lesquelles on les étudie.

La ceinture osseuse qui supporte les membres postérieurs se laisse ramener plus facilement que l'épaule aux éléments anatomiques des côtes. C'est sur les apophyses transverses des vertèbres, et plus particulièrement sur celles des vertèbres sacrées, que les ostéopleures pelviens ont leur insertion, et, sous ce rapport, il y a entre eux et les côtes proprement dites une première analogie. Dans l'homme et dans les espèces qui lui ressemblent à cet égard, l'*os ilium* ou l'os des îles représente

[1] J'ai donné de longs détails sur l'épaule des oiseaux et des reptiles dans mon article *Reptiles*, du *Dictionnaire universel d'histoire naturelle*, et dans mon mémoire sur la *Comparaison des membres*. J'y ai aussi parlé de la singulière conformation que présente le sternum chez certains reptiles, et des indications que l'on peut en tirer pour la théorie générale du squelette. Ces détails n'étant pas indispensables à la solution des questions dont nous nous occupons ici, je me borne à renvoyer le lecteur aux ouvrages dans lesquels ils sont consignés.

ces ostéopleures, c'est-à-dire la partie osseuse des côtes, et c'est lui qui prend insertion sur la colonne vertébrale.

Il est vrai que cet os n'est pas décomposable en plusieurs éléments ; mais comme il s'insère à deux vertèbres au moins [1], on peut supposer qu'il répond à deux paires costales, dont chacune supporterait un des os de la partie chondropleurique du bassin.

Il y a, en effet, au-devant de l'os des îles, et en rapport avec lui, deux os bien distincts l'un de l'autre : ce sont le *pubis* et l'*ischion*.

La réunion définitive des trois os ordinaires du bassin en un os coxal unique ne s'opère, dans l'espèce humaine, qu'à une époque assez éloignée de la naissance, vers

[1] Dans certains mammifères, tels que les tatous, les ischions se soudent aux vertèbres comme les os des îles, leur bord supérieur s'ankylosant avec les premières coccygiennes.

Dans les oiseaux, l'os des îles s'étend et il s'ankylose avec un assez grand nombre de vertèbres : il en touche ainsi une vingtaine chez l'autruche d'Afrique.

Dans l'autruche d'Amérique ou le nandou, ces rapports sont plus singuliers encore, puisqu'après s'être réunis l'un à l'autre dans la plus grande partie de leur bord postérieur, les ischions se soudent aussi dans une courte portion de ce même bord avec la fin de l'ilium, et que, de plus, ils sont en outre articulés sur un point plus éloigné, avec un certain nombre de vertèbres faisant suite elles-mêmes à d'autres vertèbres fort grêles, qui passent entre les deux os des îles comme sous une sorte de voûte.

Au contraire, dans le ménopome, qui est un batracien salamandriforme à vertèbres biconcaves, propre à l'Amérique, l'os des îles n'est plus en rapport qu'avec une seule vertèbre.

quinze ou seize ans seulement. Leur correspondance avec les os qui forment l'épaule est facile à établir : l'ilium répond évidemment à l'omoplate ; l'os pubis est la répétition de la clavicule, et l'ischion doit certainement être comparé au coracoïde. De Blainville a même nommé ce dernier *pré-ischion*, pour indiquer qu'il est le représentant de l'os ischiatique dans la ceinture antérieure.

Ces pièces ne sont pas les seules que l'on ait signalées au bassin. On observe assez souvent, dans la cavité cotyloïde de certains mammifères encore jeunes, un petit os placé au point de jonction des trois pièces ordinaires. M. Serres a autrefois regardé cet os comme l'analogue de l'os marsupial, « qui serait venu, suivant l'expression de » Cuvier, se cacher, pour ainsi dire, dans le fond de la » cavité cotyloïde[1] ».

La même pièce osseuse a été nommée *os cotyloïdien*. Quoiqu'elle soit fréquente chez les mammifères, nous ne l'avons pas observée dans l'espèce humaine. Sa véritable signification est encore inconnue, mais il est bien certain qu'elle ne peut être prise pour l'analogue de l'os marsupial. Le seul fait de ses connexions réfute suffisamment cette manière de l'envisager, et on l'a d'ailleurs trouvée dans plusieurs marsupiaux, en même temps que le véritable os marsupial.

[1] G. Cuvier, *Hist. des progrès des sciences*, t. III, p. 417 ; 1819.

CHAPITRE VIII.

MODE DE FORMATION DES MEMBRES. — COMPARAISON DES OS QUI LES COMPOSENT.

Nous avons vu, dans le troisième chapitre de cet ouvrage, que l'analyse des pièces osseuses propres aux membres pouvait être poussée bien au-delà du point où l'avait conduite Vicq d'Azyr[1].

Ce célèbre anatomiste établissait le parallèle des os de l'extrémité antérieure avec ceux de l'extrémité postérieure, en comparant successivement les diverses parties qui les composent : la main avec le pied, l'avant-bras avec la jambe, l'humérus avec le fémur, enfin l'omoplate avec l'os des îles, les ceintures osseuses qui portent les membres lui paraissant ne pas devoir être séparées de leurs parties appendiculaires. Son travail ostéologique était suivi d'un parallèle entre les muscles qui meuvent les extrémités, et d'une semblable analyse des vaisseauxa insi que des nerfs qui s'y trouvent avec eux.

C'est dans des termes analogues que de Blainville a posé la question, et elle a été aussi traitée de la même manière par la plupart des anatomistes contemporains.

[1] *Académie des sciences*, 1774. — *Œuvres de Vicq d'Azyr*, publiées par Moreau de la Sarthe, tom. IV, pag. 315 à 337.

Toutefois, de Blainville et M. Flourens ont montré qu'il ne fallait pas, comme l'avait pensé Vicq d'Azyr, comparer le radius au péroné et le cubitus au tibia. C'est bien le radius qui répond au tibia, et le cubitus a pour analogue le péroné.

Dans mon mémoire sur le même sujet[1], j'ai cherché à faire voir que, pour ce qui concerne surtout les pièces osseuses, cette analyse pouvait être envisagée sous un point de vue encore différent. Au lieu de se contenter, comme on le faisait d'après Vicq-d'Azyr, de constater la concordance des pièces propres au membre antérieur avec celles qui soutiennent le membre postérieur, on doit aussi chercher les ressemblances qui existent entre les éléments qui composent les différentes articulations de chaque membre. En outre, on peut essayer de retrouver, dans l'avant-bras et dans le bras pour les membres de devant, ou bien dans la jambe et dans la cuisse pour les membres de derrière, les traces des divers rayons dont chaque membre élémentaire serait formé, si la nature n'avait modifié ces rayons pour les joindre les uns aux autres dans une partie de leur longueur et en former un tout harmonique.

Dans cette manière d'envisager la question, les divers segments osseux de chaque membre deviennent à leur tour comparables les uns avec les autres.

La progression arithmétique par laquelle Dugès for-

[1] In-4°, Paris, 1853 (librairie d'Arthus Bertrand). Ce travail a paru dans le tome II des *Mémoires de l'Académie de Montpellier*, et dans le tome XX de la troisième série des *Annales des sciences naturelles*.

mulait le nombre croissant des pièces osseuses propres à chaque région des membres, à mesure qu'on passe de l'humérus ou du fémur à l'avant-bras et à la jambe, et ensuite de cette région aux diverses parties qui composent la main ou le pied [1], exprimait plutôt l'apparence que ces parties ont prise en vue de leur rôle physiologique, que la condition fondamentale dont elles relèvent anatomiquement.

La coalescence, la diminution de volume, la suppression totale ou, dans un autre ordre de faits, l'excès dans le développement, quelquefois même le dédoublement [2] des pièces, déterminent la variété presque infinie des caractères que ces parties nous présentent. Pour arriver à ces résulats, la nature réunit ou divise les éléments osseux, musculaires, vasculaires ou nerveux dont elle dispose; elle réduit leur volume ou l'exagère, ou bien encore elle modifie leur forme dans la série des espèces et suivant l'âge des sujets. Toutefois, les transformations qu'elle opère ne sont pas tellement profondes, qu'on ne retrouve, dans la plupart des cas, l'indication du plan d'après lequel elle se guide, et que l'on ne puisse reconnaître, dans beaucoup de circonstances, l'uniformité primitive des matériaux qu'elle emploie. C'est ainsi que nous

[1] Voy. pag. 56.

[2] Les doigts des poissons et les rayons mous de leurs autres nageoires peuvent être cités comme offrant l'exemple le plus remarquable que les vertébrés présentent de la multiplication des parties par dédoublement.

avons réussi à voir, dans le squelette de la tête et dans celui du tronc, une succession de segments homologues, faciles à diviser chacun en éléments comparables entre eux, et susceptibles d'être envisagés conformément à des règles communes.

C'est à l'aide des mêmes procédés analytiques que nous retrouverons dans les membres, non pas la totalité des cinq rayons complets que la théorie suppose à chacun d'eux, mais les traces restées visibles de ces rayons, et nous arriverons de cette manière à mieux comprendre les modifications anatomiques qui caractérisent, dans l'homme et dans les animaux construits d'après les mêmes règles, chacune des parties élémentaires dont les membres sont formés.

Cette analyse repose en partie sur des principes analogues à ceux qui avaient conduit Fougeroux et les anatomistes qui sont venus après lui, à démontrer comment les métatarsiens, d'abord distincts chez les ruminants et chez les oiseaux, se transforment en un seul os en se soudant deux à deux ou trois à trois. On avait déjà fait quelques observations analogues. Ainsi, Eustache et Albinus avaient très-bien montré dans leur description ostéologique du fœtus humain, que certains os qui paraissent simples chez l'adulte, sont d'abord partagés en plusieurs pièces distinctes. La tête et le tronc en présentent des exemples tout comme les membres.

Condorcet, qui a si bien compris l'utilité des travaux de Vicq d'Azyr, a également fait remarquer l'importance qu'il y aurait à poursuivre sur d'autres organes les recherches de Fougeroux relatives à la soudure des os, et il a parfaitement reconnu « qu'elles ouvraient une nouvelle carrière aux recherches des anatomistes[1]. »

Les rayons digitaux sont faciles à suivre dans les métacarpiens ou dans les métatarsiens qui les supportent. Le carpe et le tarse ont, chez la plupart des animaux, des os qui se correspondent rayon par rayon; mais le nombre n'en est pas toujours de cinq à chaque rangée. En poursuivant plus haut cette analyse, on retrouve plus ou moins distinctement, dans l'avant-bras ou dans la jambe et même dans l'humérus ainsi que dans le fémur, des traces d'une division analogue.

Le nombre cinq est fréquent pour les rayons des membres envisagés dans leur partie digitale chez l'homme et chez les quadrupèdes; mais, comme nous le verrons, il est loin d'être constant, même pour cette région.

Le métacarpe et le métatarse sont aussi dans le même cas; et il en est encore de même pour les deux rangées d'os courts qui forment le carpe et le tarse. Ces deux rangées et celles des os métacarpiens et métatarsiens appartiennent à une seule région, et dans certaines espèces elles ressemblent même plus ou moins aux phalanges par la forme de leurs os. L'une d'elles, ou la plus voisine des métacarpiens ou des métatarsiens, sera indiquée dans la suite de ce travail sous le nom de *mésocarpe*

[1] *Histoire de l'Académie*, 1772.

ou de *mésotarse* [1], et l'autre, qui s'articule avec l'avant-bras ou avec la jambe, prendra le nom de *procarpe* ou celui de *protarse*.

Quoique l'*avant-bras* et la *jambe* semblent uniquement formés de deux os chacun, l'un de ces deux os (le radius ou le tibia) semble multiple dans son origine, et il répond à deux ou peut-être à trois rayons digitifères; l'autre est simple (cubitus ou péroné), mais on voit en dehors de lui un os toujours plus ou moins rudimentaire, qu'on attribue habituellement au procarpe ou au protarse. Cet os, qui paraît appartenir plutôt à la division qui nous occupe en ce moment, est le pisiforme pour le membre antérieur, et, pour le membre postérieur, la portion saillante du calcanéum.

Nous ne pourrons trouver à l'humérus et au fémur que trois rayons au lieu de cinq; encore, deux d'entre eux, ceux qui occupent les parties latérales du rayon principal, seront-ils plus ou moins rudimentaires. En outre, ces trois rayons seront presque entièrement coalescents par leur diaphyse. Mais on les retrouve distinctement séparés dans leurs épiphyses, au moins à l'une des extrémités des os longs qu'ils concourent à former. Ce que nous avons dit des os du métatarse, chez les ruminants et chez les oiseaux, leur est donc parfaitement applicable.

De nouvelles recherches pourront seules nous appren-

[1] Deuxième rangée des os du carpe et des os du tarse.

dre s'il est vraiment impossible de trouver des traces d'un quatrième et d'un cinquième rayon osseux dans l'humérus et dans le fémur, ou si quelque espèce plus semblable que les autres au type idéal que nous imaginons, ne possède pas à son tour des rudiments de ces rayons.

Dans l'examen que nous aurons à faire des éléments osseux dont se composent les membres de l'homme, nous devrons, ainsi que nous l'avons déjà fait dans les cas analogues, tenir compte : 1° des notions qu'on peut tirer de la comparaison de ces éléments avec les pièces analogues qui existent chez les autres animaux ; 2° des rapports qu'on observe entre ceux de ces éléments qui font partie des membres antérieurs et ceux qui leur correspondent aux membres postérieurs, et 3° des similitudes que l'on peut reconnaître dans la composition des diverses zones osseuses d'un même membre comparées entre elles.

Nous parlerons d'abord de ce qui concerne la main, en commençant par les doigts et en continuant par les trois rangées qui la complètent : le métacarpe, le mésocarpe et le procarpe, et nous traiterons en même temps du pied, que nous diviserons aussi de la même manière. Cet examen nous permettra de mieux comprendre les autres parties des membres.

L'avant-bras et la jambe nous occuperont ensuite, et

[1] Le métacarpe et le métatarse doivent être considérés comme étant la rangée la plus avancée des os du carpe et de ceux du tarse.

nous terminerons par l'humérus ou par son correspondant au membre inférieur, le fémur.

Chacune de ces régions sera l'objet d'un paragraphe spécial.

§ 1.

De la main et du pied.

Portion digitale. — Les doigts sont séparés les uns des autres par les divisions de l'enveloppe cutanée, et nulle part les membres ne montrent d'une manière plus évidente l'indépendance des différents rayons entre lesquels on peut les décomposer.

Avant que les doigts soient devenus apparents, les membres se terminent en une sorte de palette assez analogue à une nageoire. Cette disposition en palette peut être observée, avec des formes presque identiques, chez l'homme et chez les espèces supérieures pendant leur âge embryonnaire.

Les mains antérieures des chauves-souris, qui devront être si différentes des nôtres ou de celles des quadrumanes, par le grand allongement de leurs phalanges, ont également cette apparence [1]. On peut dire avec M. Muller que, dans l'embryon de tous les mammifères, la forme primitive des membres est à peu près la même, soit que ces membres servent plus tard à la préhension, soit qu'ils

[1] Voyez : Agassiz, *Archives de la Bibl. univ. de Genève*, 1850, pag. 194, et P. Gervais, *Bull. des séances de l'Acad. des sc. de Montpellier*, pour 1853.

servent à la marche, à la natation ou au contraire au vol.

La succession des développements et les modifications en sens divers qui s'opèrent pendant l'âge fœtal, déterminent ensuite les différentes conditions des membres, et c'est à cette époque que l'on voit se dessiner les différents rayons osseux qui permettent à ces organes d'exécuter les fonctions particulières auxquelles ils sont destinés.

Les animaux mammifères ressemblent toujours plus ou moins à l'homme sous ce rapport; néanmoins, quelques-uns d'entre eux conservent pendant toute leur vie une palmature souvent fort étendue, qui semble résulter de la persistance de l'enveloppe tégumentaire des doigts. C'est ce qui conserve à ces derniers la forme de rame qu'elle a toujours dans l'embryon. Cette enveloppe cutanée des doigts persiste d'ailleurs dans les parties métacarpienne et métatarsienne chez les différentes espèces.

La disposition ramiforme de la main et du pied, qui caractérise les espèces auxquelles nous venons de faire allusion, paraît donc tenir à la persistance plus ou moins complète de l'état sous lequel ces parties se montrent d'abord chez l'embryon. Aussi les espèces aquatiques et réellement palmigères occupent-elles habituellement les derniers rangs dans les groupes naturels auxquels elles se rattachent, et, suivant l'infériorité plus ou moins évidente de ces groupes, leurs membres sont aussi composés de parties qui restent plus uniformes entre elles.

La plupart des mammifères peuvent être ramenés, d'une manière plus ou moins évidente, à la disposition pentadactyle [1], qui est caractéristique de notre espèce, et l'on doit regarder le nombre cinq comme étant le nombre typique des doigts chez les animaux de cette classe et chez les reptiles pourvus de membres; mais si ce nombre est le plus fréquent, il n'en est pas moins vrai que tous les mammifères et tous les reptiles quadrupèdes ne le présentent pas constamment.

Dans ces deux grands groupes, il y a des espèces dont les doigts sont réduits à quatre, à trois, à deux ou même à un seul, les phalanges des autres doigts ne se

[1] M. Straus a voulu régulariser la nomenclature des doigts. Il donne à ceux de la main le nom de *pouce* (pollex), *index*, *verpus* (le doigt médius), *paramèse* (l'annulaire) et *micros* (l'auriculaire); ceux du pied sont appelés *hallux*, *hellux*, *hillux*, *hollux* et *hullux*. Le changement de voyelle qui distingue chacun de ces noms indique en même temps le rang occupé par chaque orteil dans la série des cinq rayons; la première voyelle indiquant le premier orteil, la deuxième le deuxième orteil, ainsi de suite jusqu'au cinquième.

MM. Joly et Lavocat ne comptent pas les doigts comme on le fait généralement: l'auriculaire ou le petit orteil est pour eux le premier doigt, et le pouce ou le gros orteil est, au contraire, le cinquième. C'est un mode de classification qu'il nous est impossible d'admettre; nous en avons donné les raisons dans notre mémoire.

Lorsque, dans la suite de ce travail, nous essaierons de retrouver au bras et à l'avant-bras, ou aux différentes parties du membre postérieur, les traces des rayons membraux qui se terminent par les doigts, nous nous bornerons à les indiquer par leurs numéros d'ordre; les chiffres 1 à 5 nous représenteront chacun un des cinq rayons desquels résultent les membres. Le premier rayon sera celui qui se termine par le pouce ou par le gros orteil.

développant pas chez elles. L'ordre suivant lequel se fait la disparition de ces doigts est même assez régulier : le pouce manque d'abord ; l'auriculaire ensuite ; après eux l'index, et, en quatrième lieu, l'annulaire. Aussi, lorsqu'il n'y a qu'un seul doigt, ce doigt est-il nécessairement un doigt médius [1].

Les phalanges, ou les os qui soutiennent les doigts, sont au nombre de trois pour chacun de ces organes, sauf pour le pouce et le gros orteil, qui n'en ont que deux chacun. C'est en vain que l'on a cherché à ramener ces deux doigts et ceux des cétacés à la disposition tri-articulée. Les doigts des cétacés peuvent avoir moins de trois phalanges ou, au contraire, un nombre plus grand de ces parties osseuses ; et, pour n'en citer qu'un exemple, nous rappellerons ici que le pouce du *Delphinus globiceps* ne possède qu'une seule phalange, non épiphysée, tandis

[1] Cependant le pérodictique, petite espèce de lémuridés propre à la Guinée, n'a qu'un rudiment de l'index, et ses quatre autres doigts ont, au contraire, la grandeur ordinaire.

Les colobes, qui sont des singes d'Afrique, et les atèles ainsi que les ériodes, qui appartiennent à l'Amérique, n'ont aussi que quatre doigts aux membres antérieurs ; mais, chez eux, c'est le pouce qui manque ou qui est rudimentaire.

Le pouce, manquant toujours aux espèces de l'ordre des ruminants, ces animaux n'ont jamais plus de quatre doigts ; ils n'en ont même que deux lorsque ceux qui répondent au deuxième et au cinquième rayon avortent.

Chez les jumentés, le nombre des doigts est fréquemment de trois, par suite de l'absence du premier et du cinquième. Les chevaux sont unidigités ; leur seul doigt répond à notre médius.

que l'index du même dauphin en a trois, son médius huit, son annulaire treize et son cinquième doigt une seulement.

Dans les cétacés, les phalanges sont déjà plus semblables entre elles qu'elles ne le sont dans les autres mammifères, et ce caractère de similitude se retrouve à un degré plus évident encore chez les plésiosaures et les ichthyosaures. Ces reptiles étaient propres à la période secondaire; ils vivaient dans la mer comme le font nos cétacés actuels, dont ils tenaient alors la place au sein de la création. Toutes leurs espèces avaient les doigts décomposés en nombreuses phalanges, dont la réunion sous forme de rames leur fournissait un puissant moyen de natation.

Les doigts des oiseaux et ceux des reptiles, quoique plus semblables à ceux des mammifères, n'ont pas toujours le même nombre de phalanges, et ce nombre n'est pas davantage constant pour leurs différents doigts. Il va en augmentant à partir du premier doigt jusqu'au quatrième, ou même jusqu'au cinquième.

Cette variété dans le nombre des parties osseuses, qui contredit si formellement certaines règles d'unité de composition établies par quelques naturalistes, ne se retrouve cependant pas au même degré chez les mammifères ordinaires. Ces animaux ont assez généralement les phalanges au nombre de trois pour chaque doigt, et cette fixité relative a permis de donner à chacune de ces pièces osseuses une même dénomination, quel que soit le doigt auquel elles appartiennent.

Conformément à cette règle, la troisième phalange de chaque doigt est pour Chaussier la *phalangette*; on la nomme aussi *phalange onguéale* ou *onguinale* (*phalanx unguium*, Sœmm.), parce qu'elle porte l'ongle. La deuxième phalange reçoit le nom de *phalangine*, dans la nomenclature de Chaussier (*phalanx media* de Sœmmering). Quant à la première, elle conserve en propre, dans la plupart des ouvrages, celui de *phalange* (*phalanx prima*, Sœmm.); mais, pour éviter toute confusion, M. Straus propose de l'appeler *phalangeole*.

La seconde phalange ou la phalangine est celle qui manque au pouce de l'homme et à celui des quadrupèdes, ainsi qu'à leur premier orteil.

Chacun des cinq doigts a reçu un nom particulier que tout le monde connaît; mais dans beaucoup de cas on se contente de désigner ces organes par leur numéro d'ordre, en commençant par le pouce, ce qui est à la fois plus simple et plus commode pour la mémoire, surtout lorsqu'il s'agit des animaux.

§ 2.

Régions carpienne et tarsienne.

Ces régions comprennent, non-seulement les deux rangées d'os du carpe et du tarse proprement dits, telles qu'on les définit habituellement, mais aussi le métacarpe et le métatarse. Elles se divisent donc en trois zones successives, et nous devons chercher comment les rayons membraux représentés par les doigts, se continuent séparément dans chacune d'elles.

En effet, la théorie nous conduit à admettre que chacune des trois rangées du carpe et du tarse peut être formée de cinq os, un pour chaque rayon digitifère; mais, d'un autre côté, l'observation nous fait voir que ces cinq os sont loin d'exister toujours, ou d'être toujours apparents et réellement distincts les uns des autres.

On constate que toutes ces pièces n'existent pas constamment chez les diverses espèces dont les extrémités sont établies d'après le type pentadactyle. Tous les mammifères n'ont pas cinq doigts; ils peuvent aussi avoir moins de cinq métacarpiens ou métatarsiens, et le nombre des os propres à chacune des deux rangées qui précèdent leur métacarpe et le métatarse, est loin d'être toujours le même. Il y a donc ici, comme dans les autres parties du squelette, défaut absolu de certains éléments.

Une autre cause intervient encore pour modifier la disposition typique ou la dissimuler, et cette cause est une de celles qui nous ont déjà montré leurs effets dans l'étude que nous avons faite de la tête et du tronc; c'est la coalescence ou réunion par soudure de certaines pièces osseuses les unes avec les autres.

Il n'y a pourtant aucune preuve certaine que les doigts se réunissent normalement les uns aux autres, par la fusion de leurs phalanges correspondantes [1]; mais il est

[1] Ce que l'on dit dans plusieurs ouvrages au sujet du doigt supposé unique du cheval, qui résulterait de la fusion des deux doigts,

facile de constater que plusieurs os du poignet ou du coude-pied peuvent se souder entre eux, et alors ils ne forment plus qu'une seule pièce.

Une analyse anatomique rigoureuse nous a permis de décomposer ces agrégations d'os dans leurs éléments constitutifs, et l'examen comparatif des âges, ainsi que celui de la série des espèces, a été le principal moyen dont nous nous sommes servi pour arriver plus sûrement à ce résultat. Les mêmes principes sont également applicables à l'examen rationnel des os des membres.

Les os du métacarpe et ceux du métatarse, qui restent distincts les uns des autres dans l'homme et dans la plupart des mammifères, nous montrent, dans quelques espèces de quadrupèdes et dans les oiseaux, des dispositions de ce genre.

Le canon des ruminants porte les deux doigts principaux de ces animaux. Quoiqu'il forme en apparence une pièce unique, il n'est pas pour l'anatomiste un os simple à la manière des phalanges digitales, qu'il supporte soit aux pieds de devant, soit à ceux de derrière, et l'on se tromperait fort si l'on croyait que les deux doigts de la fourche sont réellement portés par un seul os.

Le canon des ruminants est double, en ce sens qu'il est formé de deux os longs, et il répond à deux des métacarpiens ou des métatarsiens tels qu'on les voit chez les au-

qui sont au contraire séparés dans la fourche des bisulques, est loin d'avoir été démontré.

tres mammifères. Le canon des gerboises ou celui des oiseaux, qui porte trois doigts, correspond de son côté à trois de nos métatarsiens. On en a la preuve, si on l'étudie, dans des fœtus d'oiseaux [1] et de gerboises, ou dans des animaux de l'un ou l'autre de ces deux groupes, chez lesquels leur coalescence est plus tardive ou moins complète.

Le canon des manchots, ou, pour employer l'expression consacrée en ornithologie, le tarse de ces oiseaux, reste à tous les âges divisé en trois rayons par de longs espaces vides, qui ne sont eux-mêmes que l'exagération des deux trous ou des deux sillons longitudinaux que l'on voit sur la face antérieure de l'os tarsien dans la plupart des autres oiseaux.

En outre, il est facile de reconnaître chez les animaux de la même classe, lorsqu'ils sont encore jeunes, que les trois poulies inférieures de leur tarse sont, comme les poulies digitales du canon des ruminants, des pièces réellement épiphysaires, et que, par conséquent, elles indiquent la séparation primitive des trois diaphyses, quoique cette séparation ait presque complètement disparu depuis longtemps.

[1] Dans le fœtus du poulet, la division du tarse en trois os est des plus évidentes, même dans la diaphyse dont l'extrémité supérieure est partagée en trois cylindres osseux bien distincts. Ces trois cylindres étaient déjà soudées entre eux et la rainure de leur séparation primitive subsistait seule, dans le fœtus d'une autruche africaine que j'ai retirée de son œuf.

La même chose a lieu pour le métatarse unique, mais tridactyle, des gerboises, et, ce qui n'est pas moins démonstratif encore, on en retrouve les trois rayons parfaitement séparés dans des espèces assez voisines, appartenant à la même famille.

Le tarse des gerboises nous présente une autre particularité qui peut servir à faire comprendre comment les cinq rayons digitifères sont susceptibles, dans certains cas, de se souder en un même os. Outre les trois métatarsiens principaux, qui se réunissent pour le former chez les gerboises appartenant au même sous-genre que le gerbo (*Dipus sagitta*), il montre à son extrémité supérieure deux petits métatarsiens appliqués contre la partie principale du canon. Ces métatarsiens rudimentaires et soudés, répondent à ceux qui sont libres de chaque côté du même os, dans les gerboises à cinq doigts, dont on a fait le sous-genre alactaga (*Dipus jaculus*, etc.).

Les métacarpiens et les métatarsiens de l'homme se distinguent des phalanges et des os du carpe ou du tarse, par leur forme plus allongée que celle des pièces osseuses propres aux deux zones placées au-dessus d'eux. Beaucoup d'animaux présentent une disposition analogue; mais il s'en faut de beaucoup que ce soit là une condition générale, et déjà chez les cétacés, les os du métacarpe ont une certaine ressemblance avec les phalanges et avec les os du procarpe ainsi que du mésocarpe.

Les plésiosaures et les ichthyosaures, dont nous avons déjà parlé, sont plus remarquables encore par l'uniformité des diverses pièces dont se composent leurs pattes. Les os des nombreuses rangées qu'on y observe sont tous parfaitement semblables entre eux, que ces os soient propres au procarpe, au mésocarpe, au métacarpe ou aux phalanges, et le membre postérieur ne diffère pas notablement de celui de devant. A certains égards, c'est là un achemimenement vers les membres des poissons, dont la composition en éléments homœomorphes est souvent poussée au maximum. Dans les ichthyosaures, l'avant-bras luimême et les deux os de la jambe différaient à peine pour la forme, des pièces propres à la main ou au pied.

Chez l'homme et chez les mammifères, les os du métacarpe et ceux du métatarse se développent par deux points osseux, l'un formant la diaphyse ou la partie allongée, et l'autre constituant l'épiphyse ou la partie qui sert à l'articulation digitale. Le pouce et le gros orteil font cependant exception, en ce sens que leur épiphyse métacarpienne ou métatarsienne est supérieure au lieu d'être inférieure. C'est une exception remarquable et dont la véritable signification nous échappe encore.

Quelques anatomistes ont voulu y voir une preuve que le pouce et le gros orteil, au lieu d'être bi-phalangés, ainsi qu'on le dit généralement, ont trois phalanges comme les autres doigts. Pour ces anatomistes, l'épiphyse supérieure du premier métacarpien ou celle du premier métatarsien, serait le véritable corps de ces os, et ce corps resterait raccourci au lieu de s'allonger, comme il le fait dans les autres pièces de la même rangée.

Dans cette supposition, la partie allongée du premier métacarpien et celle du premier métatarsien deviendrait la première phalange ; alors, l'os que l'on décrit dans les traités comme étant la première phalange, serait à son tour considéré comme étant la seconde, et la phalange unguéale serait la troisième phalange.

Dans l'opinion de MM. Joly et Lavocat[1], les choses se passent ainsi, et ils y voient un exemple de la loi si souvent invoquée en philosophie anatomique, des *balancements organiques*. Selon eux il y a eu, en effet, soudure de la première phalange polliciale avec le véritable métacarpien dont la forme est épiphysaire, et comme celui-ci est réduit à de très-petites dimensions, les autres phalanges ont, disent-ils, profité d'autant.

Quoi qu'il en soit cette explication ingénieuse de la formation ostéologique du pouce, n'est pas à l'abri de toute objection.

Outre les arguments que l'on pourrait tirer contre elle de la similitude de forme qui existe entre le métacarpien et le métatarsien du pouce, tels qu'on les définit généralement, et les autres os de la même rangée, ou bien encore entre la première phalange polliciale et celle des autres doigts, on peut lui objecter aussi que chez certains quadrupèdes ovipares, dont les os n'ont pas d'épiphyses véritables ou n'en ont que rarement[2], ces métacarpiens

[1] Joly et Lavocat, *Études d'anatomie philosophique sur la main de l'homme*. Toulouse, 1852.

[2] Les tortues, par exemple.

et ces métatarsiens sont toujours d'une seule pièce, même chez les jeunes sujets; ce qui ne les empêche pas d'avoir la forme propre aux os de leur rangée, et point du tout celle des phalanges.

Si l'on admettait que ces os, ici dépourvus de leur épiphyse, représentent la première phalange polliciale, on serait obligé de dire qu'il n'y a ni métacarpien ni métatarsien correspondant au premier doigt, ce qui est une difficulté plus grande encore que celle qui consiste à admettre simplement l'absence de la seconde phalange.

D'ailleurs, le corps de ce premier métacarpien et celui du métatarsien qui lui correspond, s'ossifient en même temps que ceux des autres rayons, et chez l'homme leur épiphyse n'est pas encore osseuse à l'époque de la naissance, ce qui devrait pourtant avoir lieu si cette épiphyse constituait, comme on le veut ici, un métacarpien ou un métatarsien véritable [1].

On voit au premier métacarpien, chez quelques animaux, une épiphyse supérieure et une inférieure. Je la

[1] M. Straus a cherché à établir une nomenclature régulière des os du métatarse et du métacarpe. Nous croyons utile de la rappeler au lecteur, quoique nous n'ayons pas jugé à propos de l'employer ici, et qu'elle n'ait pas tous les avantages que l'auteur lui suppose sans doute.

Dans cette nomenclature, les métacarpiens sont nommés *stathos*, *stethos*, *stithos*, *stothos* et *stuthos*, suivant qu'ils répondent au premier doigt ou à ceux qui suivent, et un même changement dans les voyelles de la première syllabe du nom, indique aussi le rang des os métatarsiens, qui sont appelés *padion*, *pedion*, *pidion*, *podion* et *pudion*.

trouve dans un jeune chacal, quoiqu'il y ait dans les espèces du genre canis un trapèze bien développé.

Os mésocarpiens et mésotarsiens. — Les os de la seconde rangée du carpe et leurs analogues au tarse, ne se montrent distinctement qu'après l'ossification de la diaphyse des métacarpiens et des métatarsiens.

On compte quatre os au *mésocarpe* de l'homme.

Ce sont :

1. Le *trapèze,* qui fait suite au métacarpien du pouce et dépend, comme lui, du premier rayon des membres.

2. Le *trapézoïde*, faisant suite au métacarpien de l'index et qui appartient au deuxième rayon.

3. Le *grand os*, qui fait partie du troisième rayon et porte le métacarpien médius.

4. L'*os crochu,* aussi appelé *unciforme*, qui donne articulation au quatrième métacarpien, c'est-à-dire à celui du doigt annulaire.

5. Il n'y a pas de *cinquième os mésocarpien* chez l'homme, et le cinquième os du métacarpe s'articule, comme le quatrième, avec l'os crochu. Il manque aussi chez les mammifères qui ont le membre antérieur pentadactyle; mais on en connaît un dans le castor, et il y en a également un dans beaucoup de reptiles appartenant aux deux ordres des chéloniens et des sauriens.

MM. Joly et Lavocat supposent que, dans les mammifères, le cinquième mésocarpien se soude normalement avec l'os crochu; quoi qu'il en soit, on n'a pas observé les traces de cette soudure, et l'os crochu paraît même n'avoir, comme les autres os du mésocarpe, qu'un seul point d'ossification.

Le *mésotarse*, c'est-à-dire, la partie du tarse qui répond au mésocarpe et forme la seconde rangée des os tarsiens, est aussi composé de quatre os. Ceux-ci répondent aux quatre premiers orteils, comme ceux du mésocarpe aux quatre premiers doigts, et ils sont en rapport d'articulation avec les quatre premiers rayons métatarsiens.

Ces os sont :

1. Le *premier cunéiforme* (*chalcoïde*, Straus), ou mésotarsien du gros orteil. Les ouvrages d'anatomie humaine l'appellent le *grand cunéiforme* ; c'est tantôt le *petit cunéiforme* et tantôt le *moyen* des anatomistes vétérinaires. Il a le trapèze pour correspondant à la main.

2. Le *deuxième cunéiforme* (*petit cunéiforme* des anthropotomistes; *cunéiforme* proprement dit de Straus), est le mésotarsien du second orteil. C'est le trapézoïde qui lui répond à la main.

3. Le *troisième cunéiforme* (*moyen cunéiforme* des anthropotomistes; *grand cunéiforme* de l'anatomie vétérinaire; *épitrion*, Straus). C'est lui qui répète au pied le grand os de la main; il appartient au même rayon que le troisième métacarpien.

4. Le *cuboïde* (*os cuboïdeum*, Sœmm.), qui dépend du même rayon que le quatrième orteil. Son analogue à la main est l'os crochu.

5. Chacun des quatre os mésotarsiens que nous venons d'énumérer, porte l'un des quatre premiers os métatarsiens; mais il n'y a pas ordinairement de *cinquième mésotarsien* faisant suite au métatarsien du cinquième orteil. On a également dit que ce cinquième os manquait par suite de sa soudure congénitale avec le cuboïde; mais celui-ci ne paraît avoir, comme tous les autres, qu'un seul point d'ossification.

Toutefois, le cinquième mésotarsien existe dans quelques animaux, et il supporte alors le métatarsien du cinquième orteil; c'est ce qui a lieu dans les tortues et dans les geckos. Dans les sauriens à vertèbres concavo-convexes, il existe ordinairement, mais il est uni, comme une sorte d'épiphyse, à l'extrémité supérieure du cinquième métatarsien.

Os procarpiens et protarsiens. — En général, les os propres à la zone supérieure du carpe ou les *procarpiens*, sont moins nombreux que les rayons digitaux. Il n'y en a que trois chez l'homme, si l'on en sépare, comme il convient sans doute de le faire, l'os pisiforme; et chez beaucoup de reptiles il n'y en a plus que deux. Ceux-ci font suite au radius et au cubitus, ce qui leur a valu, de la part de Cuvier, les noms de *radial* et de *cubital*.

Dans l'homme, on appelle les trois os procarpiens: *scaphoïde*, *semi-lunaire* et *pyramidal*.

Voici comment on peut les envisager au point de vue de la quintuple composition du membre dont ils font partie:

1. Le rayon pollicial, ou le premier des cinq rayons du membre, n'a pas de procarpien connu.

2. Le deuxième rayon, ou le rayon de l'index, a le sien bien développé ; c'est l'os scaphoïde.

3. Celui du troisième rayon, ou du doigt médius, est le semi-lunaire.

4. Le pyramidal, aussi appelé cunéiforme de la main, appartient au quatrième rayon digital, c'est-à-dire, au rayon du doigt annulaire.

5. Celui du cinquième rayon, c'est-à-dire de l'auriculaire, n'existe pas. L'os que l'on trouve, chez les singes ou dans le glouton, etc., à peu de distance de la place qu'il devrait occuper, est plutôt un sésamoïde qu'un os procarpien.

Les os du *protarse* véritable sont encore moins nombreux que ceux qui viennent d'être attribués au procarpe.

Au lieu de trois, on n'en compte plus réellement que deux, à peu près disposés comme ceux du procarpe des reptiles, ce sont : l'*astragale* et le *calcanéum* ; encore ce dernier ne doit-il être regardé comme protarsien que dans sa partie antérieure ou apophysaire.

L'*astragale* répond très-probablement à plusieurs rayons digitifères, puisqu'il en supporte trois par l'intermédiaire du naviculaire ou scaphoïde du pied. Son analogue au membre antérieur est évidemment le scaphoïde du procarpe, ainsi que l'a admis de Blainville ; MM. Joly et Lavocat le regardent, au contraire, comme étant la répétition du semi-lunaire. Peut-être répond-il également à la fois à ces deux os ; mais on n'a pas encore reconnu les deux noyaux différents dont il serait alors composé, et l'examen de son mode de développement, ainsi que les particularités qu'il présente dans la série des espèces chez lesquelles il existe, pourront seuls permettre de démontrer qu'il en est bien ainsi.

Cet os astragale joue, dans le squelette du pied, un rôle considérable ; c'est sur lui que repose le tibia, et, suivant les divers modes de station des animaux ou le rang de ceux-ci dans la classification, sa forme varie assez pour que l'on en tire de bonnes indications zooclassiques.

Chez les ruminants et chez les porcins, il prend le nom d'*osselet* ; il a dans les marsupiaux une tout autre apparence, et il revêt encore un caractère différent chez les proboscidiens, chez les toxodontes et chez les monotrêmes. La forme qu'il affecte chez l'homme se retrouve, avec des modifications plus ou moins considérables, dans la plupart des primates, ainsi que chez beaucoup d'autres mammifères [1] ; enfin, chez les jumentés, il est établi sur un type un peu plus différent et, en même temps, très-distinct de celui qui le caractérise dans les bisulques, c'est-à-dire dans les mammifères à osselet. Plusieurs genres d'édentés ont l'astragale d'une forme encore plus singulière.

[1] Tels sont les chéiroptères, les insectivores, les rongeurs et même les carnivores.

Quand on a retranché du *calcanéum* la grosse tubérosité de cet os, c'est-à-dire sa *partie achilléenne,* sur laquelle s'insère le tendon d'Achille, on a le véritable os protarsien fourni par ce calcanéum. C'est la *grande apophyse calcanéenne antérieure* ; elle commence par un point d'ossification à part et doit être regardée comme l'os procarpien du quatrième rayon digitifère.

Les rapports de l'apophyse antérieure avec l'os cuboïde, et ceux qu'elle établit chez beaucoup d'animaux avec l'extrémité inférieure du péroné, ne laissent point de doute à cet égard. L'analogue carpien de cet élément osseux est bien le pyramidal [1].

La partie achilléenne du calcanéum répond au pisiforme de la main.

Il résulte de ces considérations, que, si l'astragale répond au scaphoïde, et la partie protarsienne du calcanéum au pyramidal, le semi-lunaire reste sans analogue au protarse, à moins que l'astragale ne réponde à la fois au semi-lunaire et au scaphoïde.

De Blainville supposait que le semi-lunaire protarsien, ou, dans notre classification, le troisième os protarsien, s'était fusionné avec le calcanéum ; mais rien ne prouve qu'il en soit bien ainsi, et cet os peut très-bien manquer au protarse dans les animaux ordinaires.

Ainsi, nous ne retrouvons avec certitude au pro-

[1] De Blainville assigne ce rôle au naviculaire ou scaphoïde du pied.

tarse que deux os : l'astragale, qui réunit peut-être les protarsiens des deux ou trois premiers rayons, et la partie antérieure du calcanéum, qui est le protarsien du quatrième rayon [1]. Celui du cinquième rayon ne nous est pas connu chez l'homme, et on ne le retrouve pas davantage chez les animaux, car l'opinion, émise par MM. Joly et Lavocat, que ce cinquième protarsien formerait le sommet achilléen du calcanéum, n'est pas à l'abri de toute objection.

Pour compléter ce que nous avons à dire du tarse, il nous reste à parler du *naviculaire* ou *scaphoïde du pied*. On le rapporte tantôt à la rangée protarsienne, tantôt à la rangée mésotarsienne, mais sa position ne justifie ni l'une ni l'autre de ces classifications.

Le naviculaire est un os en général considérable, placé entre l'apophyse antérieure de l'astragale et les trois cunéiformes, auxquels il donne également articulation. Ce n'est, à proprement parler, ni un os de la première rangée tarsienne, ni un os de la deuxième. On doit plutôt le considérer comme une pièce exceptionnelle, interposée à l'une et à l'autre de ces rangées, et, quel que soit l'allongement du calcanéum, il conserve toujours ces rapports.

C'est ce dont on peut très-bien s'assurer en examinant le pied du galago, petit lémurien d'Afrique chez

[1] Les Batraciens anoures, qui sont les plus parfaits des anallantoïdiens, ont ces deux os protarsiens tout à fait semblables aux os de la jambe des Reptiles ordinaires et, en même temps, les deux os de leur jambe sont soudés en une seule pièce.

lequel le calcanéum et le naviculaire ont acquis un allongement presque égal à celui des deux os de la jambe.

De Blainville a comparé le naviculaire au scaphoïde de la main, qui aurait quitté son rang entre le calcanéum et l'astragale, pour glisser en avant de ces os et se placer ainsi entre sa propre rangée et celle des os mésotarsiens.

Une nouvelle difficulté se présente donc ici, mais elle peut être levée par l'étude comparative des animaux. On trouve dans le carpe de certaines espèces, un os bien plus semblable par sa position au naviculaire ou scaphoïde du pied. Cette pièce, dont nous n'avons pas encore parlé, est l'os *intermédiaire* ou *surnuméraire*. Elle est facile à voir chez un grand nombre de quadrumanes [1], chez la taupe et chez quelques rongeurs. Je crois l'avoir retrouvée dans le carpe du chien, mais soudée en arrière des os procarpiens. Plusieurs sauriens en sont également pourvus; elle existe alors sous le bord inférieur du scaphoïde et du pyramidal, ici désignés par les noms de radial et de cubital [2].

[1] Entre autres chez le magot.

[2] MM. Joly et Lavocat voient dans l'os naviculaire le correspondant du scaphoïde de la main, et ils le font dépendre du second orteil.

Les mêmes naturalistes ont donné une nouvelle nomenclature des os carpiens et tarsiens des deux premières rangées Partant de l'idée, fautive suivant nous, qu'il faut compter les doigts en commençant par le cinquième et admettant qu'il y a toujours dix os pour l'ensemble des deux rangées, ils donnent à ces os des noms

G. Cuvier considerait l'os intermédiaire comme un démembrement du grand os. Cette opinion est peut-être exacte, mais il faudrait alors que chez l'homme et chez les trois genres des grands singes anthropomorphes qui en sont dépourvus [1], l'os intermédiaire se soudât de très-bonne heure à ce grand os, dont il formerait ainsi la protubérance supérieure, c'est-à-dire la saillie nommé *tête du grand os*.

Dans cette supposition, il y aurait, au membre antérieur comme au membre postérieur, un os supplémen-

qui en rappellent le numéro d'ordre. Voici la série de ces noms, avec l'indication de leur synonymie entre parenthèse; ce sont :

1° Pour le PROCARPE : *protocarpien* (pisiforme), *deutocarpien* (pyramidal), *tritocarpien* (semi-lunaire), le *tétrocarpien* (scaphoïde), *pemptocarpien* (sans nom dans l'anatomie ordinaire; ce serait notre premier os procarpien);

2° Pour le MÉSOCARPE : *héxocarpien* (également sans nom; c'est notre cinquième mésocarpien), *heptocarpien* (os crochu), *ogdocarpien* (grand os), *ennéocarpien* (trapézoïde), *dectocarpien* (trapèze).

Les noms des os du tarse proposés par MM. Joly et Lavocat sont imités de ceux du carpe tels qu'on vient de le lire; ce sont :

1° Au PROTARSE : *prototarsien* (sommet du calcanéum), *deutotarsien* (partie antérieure du calcanéum), *tritotarsien* (astragale), *tétrotarsien* (scaphoïde), *pemptotarsien* (sans nom; il répondrait au rayon qui porte le gros orteil, et serait par suite le premier os protarsien);

2° Au MÉSOTARSE : *héxotarsien* (sans nom; c'est notre cinquième mésotarsien), *heptotarsien* (cuboïde), *ogdotarsien* (troisième cunéiforme), *ennéotarsien* (second cunéiforme), *dectotarsien* (premier cunéiforme).

[1] Le gorille, le chimpanzé et l'orang.

taire placé entre les deux rangées qui précèdent les métacarpiens ou les métatarsiens. Cet os unique, dont la grandeur est très-variable et dont l'existence est loin d'être constante, serait : pour le carpe l'*os* dit *intermédiaire*, et pour le tarse l'*os naviculaire*, dont la signification est si difficile à établir dans toute autre hypothèse.

§ 3.

De l'avant-bras et de la jambe.

Nous venons de voir que le pied pouvait être comparé avec la main, dans la plupart des pièces osseuses qui le composent, et qu'en s'aidant des particularités qu'il présente chez les animaux, cette comparaison acquérait un degré d'évidence qui lui manque, si l'on se borne à envisager l'homme seulement. Nous pouvons dès-lors répéter, avec la plupart des anatomistes, cette proposition bien connue : *Pes altera manus*, qui exprime si bien les curieuses analogies dont nous nous occupons dans ce chapitre.

Indépendamment de cette comparaison des deux paires d'extrémités l'une avec l'autre, nous avons aussi comparé entre elles les différentes zones osseuses qui les composent séparément, et, dans ce cas encore, nous avons constaté des rapports tout à fait dignes d'être signalés.

Mais notre tâche n'est pas encore remplie, et nous

devons maintenant envisager sous le même point de vue les deux autres parties des membres.

Nous commencerons par l'avant-bras et par la jambe. L'avant-bras fait suite à la main, et la jambe occupe dans le membre postérieur une position analogue. Chez la plupart des quadrupèdes, la ressemblance de ces deux régions est des plus évidentes, cependant la comparaison de leurs os a offert plus de difficultés aux anatomistes, que celles des pièces dont nous avons déjà parlé.

Vicq d'Azyr avait assimilé le radius au péroné et le cubitus au tibia, ce qui conduisit à supposer entre les deux membres des différences qui n'existent pourtant pas.

Ainsi, l'on a dit qu'au membre de devant, l'extrémité inférieure du radius constitue l'articulation carpienne, tandis que c'était le tibia, c'est-à-dire l'os supposé analogue du cubitus, qui fournissait celle de la jambe avec le tarse. On a dit aussi, et l'on répète encore dans plusieurs traités, que le radius arrive jusqu'à l'humérus, tandis que le péroné, qu'on lui donne, à tort il est vrai, pour correspondant, ne va pas jusqu'au fémur [1].

Mais chez beaucoup de mammifères [2], le péroné, qui est souvent assez considérable, remonte parfaitement jusqu'à l'extrémité inférieure du fémur, quoique ce ca-

[1] Nous avons montré précédemment (pag. 63) qu'il ne fallait pas non plus assimiler, comme on le fait souvent, la rotule tibiale à l'apophyse olécrâne du cubitus.

[2] Insectivores, rongeurs, édentés, marsupiaux et monotrèmes.

ractère lui manque dans l'homme et dans d'autres animaux de la même classe. Chez les reptiles, l'articulation péronéo-fémorale est aussi très-évidente.

Mais ces rectifications ne sont pas les plus importantes de celles qu'il fallait faire à la théorie de Vicq d'Azyr. Une comparaison plus exacte de l'homme avec les animaux a aisément montré que le radius a le tibia pour analogue au membre postérieur, et que l'analogue du cubitus est bien le péroné. Les rapports de ces os sont les mêmes aux deux paires de membres, et ils se correspondent jusque dans leurs variations.

Ainsi, chez certains animaux, le cubitus disparaît plus ou moins complètement dans une partie considérable de sa diaphyse, ou bien il se soude avec le radius. Les mêmes tendances se retrouvent dans le péroné, à l'égard du tibia, et si l'on étudie le fœtus des animaux dont le cubitus ou le péroné sont ainsi devenus incomplets ou coalescents, on remarque aussi que pendant cette période de la vie, il y existe un cubitus ou un péroné bien complet, mais encore cartilagineux.

C'est ainsi qu'en m'occupant du développement d'une espèce de chauve-souris très-commune en France, le vespertilion mystacin, j'ai pu m'assurer qu'elle a un cubitus entier pendant l'état fœtal, et que ce cubitus cartilagineux suit le long radius de ce chéiroptère dans tout son trajet, sans être soudé avec lui. Au contraire, il est réduit chez l'adulte à deux petites pièces osseuses, l'une supérieure et l'autre inférieure, séparées entre elles par un intervalle presque égal à la longueur de la diaphyse du radius, et appliquées par ankylose contre les extrémités de cet os.

Cet exemple de la disparition d'une pièce squelettique ne s'ossifiant pas ou ne le faisant que d'une manière incomplète, quoique ses éléments cartilagineux existent bien évidemment chez le fœtus, n'est pas le seul que l'on connaisse, et nous pourrions en citer plusieurs autres sans sortir de la classe des mammifères. C'est pour avoir négligé l'étude de ces cartilages que l'on a été souvent conduit, en ostéologie comparée, à exagérer les différences que les animaux nous présentent, et à nier l'existence de certains éléments du squelette lorsque leur ossification ne se fait pas d'une manière complète.

On sait d'ailleurs que tel élément osseux, qui disparaît dans certaines espèces ou qui n'y conserve qu'un faible développement, persiste à des degrés différents chez d'autres animaux du même groupe, surtout chez ceux qui occupent dans la série une place inférieure à celle de ces mêmes espèces. Cette remarque s'applique surtout aux animaux éteints, et plus particulièrement à ceux qui ont vécu à des époques très-reculées.

On pourrait trouver dans ces remarques l'explication de ce fait, en apparence si singulier, que les animaux inférieurs d'un groupe donné, ou ceux des époques géologiques anciennes, sont aussi, dans bien des cas, les plus semblables au type idéal par lequel nous nous représentons l'organisation de leur propre groupe.

Nous avons déjà eu l'occasion d'en faire la remarque, et nous avons constaté en même temps que le fœtus des espèces supérieures était aussi moins éloigné de ce type que ne l'est leur état parfait.

Si nous appliquons ces données à la recherche des rayons digitifères dans l'avant-bras et dans la jambe, voici à quelles conclusions nous arrivons :

Le *radius*, qui est en rapport, par son extrémité supérieure, avec la trochlée humérale, ou même, comme on le voit chez les ruminants, avec la trochlée et le condyle, s'articule par son autre extrémité avec le scaphoïde et avec le semi-lunaire, qui sont les os procarpiens du deuxième et du troisième rayon.

Le *cubitus* appartient incontestablement au même rayon que le pyramidal, c'est-à-dire au quatrième rayon digitifère. L'examen du squelette des ongulés et de celui de beaucoup d'autres mammifères, semble mettre ce fait hors de doute.

Quant au cinquième rayon anté-brachial, on le retrouve sans doute, mais réduit à un très-faible développement, dans le *pisiforme*. Cet os paraît, en effet, appartenir à l'avant-bras plutôt qu'au carpe, comme on le dit habituellement. Il est composé de deux parties, dont l'une joue, par rapport à l'autre, le rôle d'épiphyse. Dans les chrysochlores ou taupes dorées, qui sont des animaux fouisseurs propres aux grandes plaines de l'Afrique, le pisiforme devient aussi long que les os ordinaires de l'avant-bras, et il s'articule à la fois avec le carpe et avec le condyle externe de l'humérus[1]. G. Cuvier le rangeait parmi les os du carpe, ce qui n'a pas empêché Laurillard de dire à propos des chrysochlores, dans la seconde édition des *Leçons d'anatomie comparée* : « que l'avant-bras est ici composé de trois os. »

Il n'est pas jusqu'à l'os du premier rayon digitifère qui ne puisse être retrouvé dans le bras de quelque espèce. MM. Joly et Lavocat regardent l'os falciforme qui existe au bord supéro-interne du procarpe de la taupe, et, pour ainsi dire, en antagonisme avec son pisiforme, comme l'apophyse styloïde du radius détachée. Le castor possède un os semblable. Cette pièce pourrait bien n'être que le premier os de l'avant-bras, que nous cherchons en vain dans les autres animaux, et l'apophyse styloïde du radius, qui en est réellement l'analogue, devrait alors être considérée comme représentant au radius la malléole interne du tibia.

Je passe maintenant à l'examen de la *jambe.*

Le *tibia* y répète le radius, autant par ses connexions que par sa conformation ; plusieurs de ses caractères peuvent même servir à nous faire mieux comprendre ceux que le radius présente.

La partie épiphysaire supérieure du tibia est formée d'une masse à peu près en fer à cheval, à convexité antérieure, qui répond à ses deux condyles. Quoiqu'on ne

[1] Carus, *Tabulæ anatomicæ.* — De Blainville, *Ostéographie des insectivores.*

la trouve pas séparée en deux, il est probable qu'elle a primitivement ce caractère. Une autre épiphyse qui surmonte l'épine du tibia, formera plus tard la grosse tubérosité de cet os. Si l'épiphyse condylienne était réellement double, comme sa forme et sa position par rapport à l'épine tendent à le faire supposer, on aurait ainsi trois épiphyses supérieures, placées toutes trois au-dessus d'une diaphyse commune, et par conséquent la trace de trois rayons coalescents.

L'épiphyse articulaire inférieure du tibia, quoique simple dans la partie de cet os qui s'articule avec le scaphoïde, doit peut-être être regardée comme appartenant aussi à deux des rayons digitifères [1]. On retrouve à son bord interne une saillie connue sous le nom de *malléole interne*, qui consiste d'abord en une pièce épiphysaire distincte; celle-ci semble devoir être envisagée comme étant l'indice d'un rayon osseux différent des deux rayons que représente l'épiphyse principale [2].

Ce rayon de la malléole interne serait le même qui se termine au pied par le premier orteil, et le tibia supporte, en effet, par l'intermédiaire de l'astragale et des cunéiformes, les trois premiers rayons digitaux. A cet égard encore, il ressemble au radius, qui soutient les trois rayons internes de la main, par l'intermédiaire du scaphoïde et des trois premiers mésocarpiens.

[1] Au deuxième et au troisième.

[2] Chez la taupe, cette malléole interne serait devenue, d'après MM. Joly et Lavocat, l'*os falciforme* du pied.

Le *péroné*, de même que le cubitus, son représentant dans le bras, fait partie du quatrième rayon, et sa ressemblance avec le cubitus est parfois si complète, qu'il possède, comme lui, une saillie supérieure qui se prolonge au-delà de son articulation avec le fémur. Cette espèce d'apophyse olécrâne du péroné prend un grand développement chez certains mammifères appartenant aux marsupiaux [1] et chez les monotrêmes.

D'autres fois, le péroné disparaît en partie, ou bien, comme nous l'avons déjà dit, il se soude au corps du tibia, et ses épiphyses elles-mêmes finissent par se joindre à ce dernier. L'os péronier des ruminants est le même os réduit à son extrémité inférieure, c'est-à-dire à la cheville ou malléole externe de l'homme. Au contraire, chez d'autres animaux, l'extrémité inférieure du péroné s'articule sur le flanc de la partie antérieure du calcanéum. C'est ce que l'on voit dans les kangurous, etc.

Un seul des cinq rayons de la jambe nous resterait donc inconnu ; mais les ressemblanees qui existent entre la partie achilléenne du calcanéum et l'os pisiforme, tendent à faire supposer qu'elle en est, à son tour, le rudiment ou la transformation. Toutefois, c'est là un point dont la démonstration est encore loin d'être acquise à la science, et nous devons nous borner, en ce moment, aux résultats qui précèdent.

[1] Les Phalangers ont une rotule péronière dans le tendon du biceps crural.

§ 4.

Os du bras et de la cuisse.

Nous devons maintenant rechercher comment on doit envisager le bras et la cuisse pour arriver à en comprendre la partie osseuse, et sous quelle forme on y retrouve les différents rayons élémentaires que nous venons de signaler dans les régions inférieures.

Une analyse de ces dernières régions pouvait seule nous permettre de bien comprendre les os du bras et ceux qui leur correspondent au membre postérieur ; aussi est-ce par elle que nous avons commencé notre examen.

Ainsi que nous l'avons déjà dit, l'humérus et le fémur ne doivent pas être considérés comme des os simples ; cette qualification ne leur convient pas plus qu'au canon des ruminants ou à celui des gerboises et des oiseaux, car ils sont également formés par l'agrégation de plusieurs rayons élémentaires. La longueur même de l'os unique qui résulte de la coalescence de leurs différentes pièces, est comparable à celle du canon envisagé chez les animaux que nous venons de citer ; elle peut aussi diminuer, lorsque les conditions ambiantes au milieu desquelles les animaux sont appelés à vivre, ne comportent pas un grand développement de la partie supérieure des membres.

L'humérus et le fémur sont alors bien plus courts, et dans certaines espèces ils méritent, presque au même degré que les os du carpe ou ceux des doigts, la dénomination d'os courts; on leur reconnaît principalement ce caractère chez les animaux aquatiques.

Dans l'homme, au contraire, l'humérus et le fémur prennent au plus haut degré le caractère d'os longs, et le fémur est en même temps le plus considérable de tous les os du squelette.

L'*humérus*, dont nous parlerons d'abord, se partage en trois parties : les épiphyses supérieures, la diaphyse ou corps de l'os et les épiphyses inférieures.

Les *épiphyses supérieures* de l'humérus restent assez longtemps séparées de la diaphyse du même os. Quoiqu'on ne leur reconnaisse que deux points d'ossification, elles peuvent être divisées en trois parties distinctes, dont chacune répond à l'un des rayons osseux du bras. Ces trois parties sont la *grosse tuberosité*, la *tête* superposée au col anatomique de l'humérus, et la *petite tubérosité*. Dans certaines espèces, on ne voit en apparence qu'une seule épiphyse pour ces différentes parties; mais, chez la plupart des sauriens, les trois épiphyses sont bien séparées et elles peuvent conserver ce caractère pendant presque toute la vie.

Les *épiphyses inférieures* sont plus manifestement au nombre de trois, même dans l'homme et dans les mammifères; l'interne forme la *trochlée*, la médiane répond au *condyle* et la troisième constitue l'*épicondyle*. Les rapports que l'humérus conserve toujours, par son extrémité inférieure, avec le radius, et ceux qu'on lui reconnaît souvent avec le cubitus, par la partie externe du condyle, semblent devoir faire attribuer l'ensemble de cet os aux trois rayons intermédiaires, c'est-à-dire à ceux qui portent les second, troisième et quatrième doigts.

La diaphyse humérale, ou le *corps de l'humérus*, est aussi divisible en trois éléments longitudinaux, dont un, ou l'interne, est même bien distinct des deux autres dans un grand nombre de mammifères. Cependant, le corps allongé de l'humérus humain se prête moins bien que celui de la plupart de ces animaux, à une semblable démonstration, et on ne lui voit pas ce trou épitrochléen dont nous allons tâcher d'expliquer le véritable caractère.

Beaucoup de mammifères appartenant aux différents ordres de cette classe, portent, au-dessus du condyle interne de l'humérus, une perforation très-distincte, qui livre habituellement passage au nerf médian, à l'artère cubitale et au tronc de l'artère brachiale. Nul auteur n'avait cherché la signification de ce trou, et Meckel s'est borné à dire « que l'humérus *a été percé* dans cet endroit, lors de sa première formation, par les nerfs et les vaisseaux qu'on y voit passer [1]. » Il est bien préférable d'y voir, au contraire, un reste de la séparation primitive du rayon interne de la diaphyse humérale, d'avec le rayon moyen du même os. Lorsque les épiphyses condyliennes de l'humérus sont encore distinctes du corps de cet os, l'extrémité inférieure du rayon interne est parfaitement

[1] *Traité général d'anat. comp.*, tom. IV, pag. 44 de la traduction française.

isolée de celle des deux autres rayons. J'ai observé cette disposition d'une manière très-manifeste, sur le squelette d'un lion nouvellement né.

La présence ou l'absence du trou épitrochléen fournit, en zoologie, un bon caractère qu'on ne doit pas oublier de signaler, surtout lorsqu'on s'occupe de la distinction des espèces. Il y a des groupes qui en sont pourvus et d'autres qui en manquent; en outre, dans une même famille, certaines espèces peuvent en présenter un, tandis que d'autres en sont tout à fait privées. On ne l'a encore observé dans aucun mammifère ongulé, pas même dans ceux dont les espèces sont éteintes; au contraire, il est assez fréquent chez les espèces des autres groupes de la même classe, et on le retrouve aussi dans quelques sauriens.

L'homme et les singes anthropomorphes en sont dépourvus et on ne l'observe pas non plus dans les pithécins ou singes de l'ancien continent; mais chez les cébins, c'est-à-dire chez les singes de l'Amérique, l'humérus présente des particularités différentes suivant les espèces que l'on étudie. Les hurleurs, les ériodes et les atèles manquent du trou épitrochléen, tandis qu'il y en a un dans presque toutes les espèces des singes inférieurs.

Les carnivores sont dans le même cas. Il n'y en a pas habituellement chez les ursidés, tandis qu'on le voit fréquemment dans les genres des autres familles. Le chien et les autres espèces actuelles de la même famille qui sont du nombre des animaux du même ordre ne, le possèdent pas.

En général, on peut dire que le trou épitrochléen est plus fréquent chez les espèces qui sont au dernier rang dans une même série, que chez celles qui sont plus élevées; c'est du moins ce que j'ai cru remarquer en examinant, sous ce rapport, les animaux de la classe des mammifères; et l'on comprend assez bien que la présence de ce trou indique une moindre perfection, puisqu'il résulte d'une sorte de suspension dans la fusion des rayons huméraux.

Le trou dit épitrochléen doit être ajouté, si je ne me trompe, à la liste de ceux que l'on peut expliquer par la *loi de perforation*.

L'humérus est ainsi divisible en trois rayons élémentaires, qui répondent aux trois rayons intermédiaires des membres pentadactyles, c'est-à-dire au deuxième, au troisième et au quatrième. Nous rechercherons bientôt si le premier et le cinquième font complètement défaut, ou si l'on peut en retrouver la trace dans quelques espèces.

Le *deuxième rayon* du membre antérieur est représenté, dans l'humérus, par la grosse tubérosité, par la portion externe du corps et par l'épicondyle.

Le *troisième rayon* y a pour éléments la tête articulaire, la portion médio-longitudinale de la diaphyse, et le condyle.

Au *quatrième* répondent la petite tubérosité, la portion interne du corps, en partie séparée de la mitoyenne par le trou épitrochléen, chez les espèces pourvues de cette perforation, et la trochlée.

Le second et le troisième de ces rayons se continuent, dans l'avant-bras et dans la main, par l'intermédiaire du radius, du scaphoïde et des deuxième et troisième doigts; le quatrième y est répété par le cubitus, par le quatrième doigt et par les os procarpien, mésocarpien et métacarpien de la même série.

L'humérus du myrmidon ou fourmilier didactyle porte, au bord externe de sa diaphyse, une double saillie apophysaire dont les extrémités se rejoignent presque et ne sont interrompues que par un petit espace cartilagineux.

On pourrait peut-être considérer ces apophyses comme appartenant au cinquième rayon, et la même explication serait applicable aux deux apophyses analogues, mais plus disjointes, qui se voient au bord interne de l'humérus des taupes.

Enfin, le *premier rayon*, c'est-à-dire le rayon pollicial, semble pouvoir être retrouvé, si l'on se fie aux indications de l'anatomie comparée. L'analogie conduit, en effet, à regarder comme ayant cette signification, les deux stylets de même forme que les précédents, dont le bord interne de l'humérus des taupes est pourvu. L'humérus si raccourci de ces animaux, mériterait donc d'être examiné avec soin et conformément à ces indications, soit au moment de la naissance, soit pendant la vie fœtale; mais c'est ce que je n'ai pu faire encore.

Le *fémur* a, dans son ensemble, beaucoup d'analogie avec l'humérus, et ses trois éléments sont faciles à reconnaître lorsqu'il est encore épiphysé. Ils appartiennent, comme ceux de l'humérus, aux trois rayons intermédiaires, c'est-à-dire aux rayons des second, troisième et quatrième doigts.

Le *grand trochanter,* qui commence par une épiphyse spéciale, est une dépendance du deuxième rayon; son analogue huméral est la grosse tubérosité.

La *tête du fémur* est, comme celle de l'humérus, l'épiphyse du rayon moyen, c'est-à-dire du troisième rayon.

Et le *petit trochanter* relève du quatrième, comme le fait au bras la petite tubérosité humérale.

Les chéiroptères ont les deux trochanters du fémur égaux entre eux et à peu près de même grosseur que la tête articulaire.

La diaphyse fémorale est toujours plus complètement coalescente que celle de l'humérus, et l'on ne peut pas en séparer anatomiquement les trois éléments.

Quant à l'épiphyse condylienne ou inférieure, sans être triple, elle montre néanmoins, chez beaucoup de mammifères, un commencement de division ternaire, et, chez les sauriens, ses trois parties sont parfois complètement séparées, chacune d'elles ayant son point d'ossification propre. Les deux internes, qui relèvent des deuxième et troisième rayons, s'articulent avec le tibia, et l'externe, ou celle du quatrième rayon, est en rapport avec le péroné.

Je ne vois nulle part de saillie fémorale susceptible

d'être considérée comme indiquant le *premier rayon* du membre postérieur dans la zone fémorale; mais le *cinquième* pourrait peut-être se trouver dans le troisième trochanter des jumentés et de certains édentés.

§ 5.

Comparaison des nageoires impaires des poissons avec les rayons élémentaires des membres.

Nous complèterons cette analyse ostéologique des membres, en disant quelques mots au sujet des nageoires des poissons.

Les nageoires paires de ces animaux ont été généralement considérées comme répondant aux membres des quadrupèdes, mais on a considéré leurs nageoires impaires comme étant des organes d'un autre ordre que les membres.

Geoffroy et M. Owen leur assignent une place dans la vertèbre type, c'est-à-dire dans les segments osseux du tronc.

Suivant ces naturalistes, chaque ostéodesme peut comprendre, indépendamment de son arc supérieur ou neural et de son arc inférieur ou viscéral, un rayon osseux qui dépende de l'arc supérieur et un autre rayon osseux en rapport avec l'arc inférieur.

Comme nous avons déjà dit aussi, É. Geoffroy avait cru retrouver le premier de ces rayons dans l'épiphyse qui surmonte les apophyses épineuses des vertèbres du dos, chez certains mammifères ongulés[1].

Les rayons supérieurs sont, comme nous l'avons également rappelé, les *os épiaux* de la nomenclature proposée par Geoffroy, et les rayons inférieurs en sont les *cataaux*. M. Owen leur donne d'autres noms[2], et, ce qui importe davantage au but que nous nous proposons, il les rattache, comme le faisait aussi de Blainville, au squelette cutané, c'est-à-dire dermato-squelette.

Si l'on considère que les rayons des nageoires impaires des poissons ont une analogie incontestable avec ceux dont la réunion forme les nageoires paires des mêmes animaux, c'est-à-dire leurs membres véritables, on est naturellement conduit à se demander s'ils ne seraient les homologues de ces derniers, et si l'état d'isolement dans lequel ils restent les uns par rapport aux autres, ne résul-

[1] Le bœuf des Jongles, ou *Bos frontalis*, qui sert de type au sous-genre *Bibos* de M. Hogdson, et même le veau ordinaire présentent cette pièce d'une manière très-évidente.

Nous avons signalé l'existence de la même pièce dans le fœtus du cochon.

Chez les éléphants, qui ont les épiphyses très-persistantes, on trouve les épiphyses des apophyses épineuses encore séparées dans les sujets adultes.

M. Owen nomme ces os des neurépines ; ils occupent dans l'arc neural ou supérieur une place correspondante à celle qu'ont les sternèbres (hémépines, Owen) dans l'arc viscéral ou inférieur. On ne doit pas les assimiler aux rayons des nageoires impaires des poissons.

[2] Voy. pag. 44.

terait pas de ce que chacun d'eux conserve plus complètement ses rapports avec celui des segments ostéodesmiques dont il est tributaire. Alors on pourrait les regarder comme autant de rayons membraux restés libres, et ils seraient les homologues de ceux qui, par leur association, donnent naissance aux membres proprement dits sur d'autres points du corps [1].

La présence de semblables rayons au dos des poissons ne saurait être objectée à cette définition. On conçoit, en effet, très-bien que les arcs supérieurs des ostéodesmes, qui, dans la classe des poissons ressemblent tant aux arcs inférieurs, puissent avoir, comme eux, leurs appendices membraux, et qu'il y en ait à peu près à tous les ostéodesmes.

Chez les vertébrés supérieurs, dont les arcs nerveux et viscéraux sont beaucoup plus dissemblables entre eux, les rayons élémentaires qui se rattachent à l'arc supérieur manquent constamment, et ceux de l'arc inférieur ne se développent pas tous. Ceux qui restent isolés les uns des autres chez les poissons, font alors régulièrement défaut, et leur absence est un premier acheminement vers la diversité des deux arcs telle que nous l'avons constatée. Elle s'explique aussi par la transfiguration des ostéodesmes, dont l'ensemble forme le squelette proprement dit.

[1] M. Owen regarde les apophyses récurrentes que l'on voit aux côtes des oiseaux, comme étant des rudiments de membres.

Cette nouvelle interprétation des rayons natatoires des poissons ne saurait nous occuper ici dans ses détails ; sa démonstration exigerait d'ailleurs des recherches que nous n'avons pu terminer encore. Cependant, nous avons pensé qu'elle devait être signalée à la fin de cet essai sur la *Théorie du squelette humain*, parce qu'elle le complète à certains égards.

Il est facile de comprendre que si l'observation en démontrait l'exactitude, elle permettrait d'établir d'une manière plus rationnelle qu'on n'a pu le faire jusqu'à ce jour, l'*archétype* du squelette vertébré, c'est-à-dire la formule générale des dispositions anatomiques dont la charpente osseuse de l'homme et celle de chacun des autres vertébrés ne sont que des cas particuliers.

Goethe est l'un des hommes qui ont le mieux compris l'intérêt que pouvait avoir pour la science la notion de ce type abstrait du squelette vertébré. Tout en établissant que, sans le secours de l'anatomie comparée, l'anatomie humaine serait impuissante à nous y conduire, il a parfaitement fait ressortir dans deux de ses mémoires [1] sel avantages que cette notion présenterait.

Les naturalistes modernes n'ont pas tardé à répondre à son appel ; ils sont entrés résolûment dans la voie, déjà ouverte par Vicq d'Azyr, que le grand poète leur montrait

[1] Traduction de M. Martins : *Anat. comp.*, pag. 23 et 61.

à son tour, et des découvertes importantes ont plus d'une fois couronné leurs efforts.

Chaque jour, l'Angleterre et l'Allemagne voient paraître de nouveaux travaux sur les questions intéressantes qui se rattachent à cette branche de la philosophie anatomique.

Sans prétendre à de semblables succès, nous nous estimerions heureux si les vues que nous avons exposées dans ce livre et les nombreuses recherches qui nous les ont suggérées pouvaient rappeler vers les mêmes études l'attention des naturalistes français, et si elles réussissaient à donner à la science quelque nouveau travail réellement à la hauteur des problèmes difficiles que nous venons d'aborder.

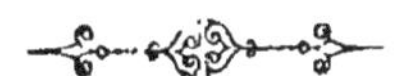

ADDITIONS ET CORRECTIONS.

Page 4, ligne 14, *supprimez le mot* : seule, et *ajoutez en note* :

Les différences d'organisation qui existent entre l'homme et les animaux ne sont que des différences secondaires comparables à celles par lesquelles les animaux eux-mêmes peuvent être distingués les uns des autres.

— 12, ligne 5, *après* germe, *ajoutez* : ou de l'évolution.

— 12, ligne 9, *lisez* : des apparitions successives, *au lieu de* : de l'évolution.

— 13, ligne 1, *supprimez le mot* : supérieurs.

— 33, ligne 4 de la note, *lisez* : gélatine, *au lieu de* : fibrine.

— 37, ajoutez à la note :

On peut aussi observer une disposition tout à fait contraire, et constater l'absence d'un ou de plusieurs segments appartenant à différentes régions.

Enfin, certains os qui restent normalement distincts, même dans les sujets les plus avancés en âge, peuvent aussi se réunir accidentellement les uns aux autres dans certains individus.

— 66, ligne 4, *au lieu de* : 8°, *lisez* : 7°.

— 75, ligne 22, ajoutez :

Goethe a aussi parlé de la composition vertébrale du crâne; mais ses vues à cet égard n'ont été publiées qu'en 1820. Il admettait l'existence de six vertèbres céphaliques.

Trois sont, dit-il, déjà connues : l'occipitale, la sphénoïde postérieure et la sphénoïde antérieure ; elles renferment « *le trésor cérébral.* » Les trois autres composent la partie antérieure. Celle-ci « s'ouvre en pré- » sence du monde extérieur qu'elle saisit, » qu'elle embrasse et qu'elle comprend. » Ces trois nouvelles vertèbres admises par Goethe sont formées par le palatin, par la mâchoire supérieure et par l'os maxillaire.

— 108, note 1, *ajoutez :*

L'observation de M. Kaup porte sur l'*Halitherium Schinzii*, espèce d'Allemagne, qui est peut être la même que l'*Halitherium Guettardi* de France.

— 118, ligne 2, *ajoutez* en note après le mot *correspondance* :

En 1818, de Blainville comparait déjà l'épaule aux côtes. Il dit, en effet, à la page 88 de son article sur les mammifères : « L'épaule ou ceinture antérieure, qu'on peut aussi regarder comme l'analogue d'un appendice simple ou d'une côte... »

— 132, ligne 14 de la note, *ajoutez :*

La position que les membres ont toujours dans l'embryon, et qu'ils conservent même pendant toute la vie chez les poissons et chez la plupart des allantoïdiens aquatiques, nous paraît devoir être envisagée de préférence à toute autre, lorsqu'on cherche à établir la comparaison des pièces osseuses qui soutiennent ces membres ou que l'on veut classer rigoureusement leurs différents rayons. Cette position est intermédiaire à la pronation et à la supination : elle permet seule de bien reconnaître la succession des différents rayons, ainsi que leur correspondance avec les ostéodesmes auxquels chacun d'eux appartient. On peut alors compter ces rayons comme on compte les côtes, en procédant d'avant en arrière : le premier rayon est incontestablement celui du pouce ou du gros orteil, et, chez l'homme comme chez les autres animaux relevant du type pentadactyle, le cinquième est évidemment celui du petit doigt ou, au membre postérieur, celui du cinquième orteil.

A un âge plus avancé, on constate que divers changements ont lieu dans la position des rayons, en vue du mode de locomotion, de la station ou de la préhension, et les rapports de leurs éléments sont alors en partie dissimulés. C'est ce qui a conduit les anatomistes qui se sont occupés de ces questions, à établir plusieurs hypothèses qui deviennent inutiles si, pour étudier les membres, on les replace, comme nous proposons de le faire, dans la position embryonnaire.

TABLE DES MATIÈRES.

Pag.

CHAPITRE PREMIER.

Rapports d'organisation qui existent entre l'homme et les animaux. — Points de vue principaux sous lesquels on peut envisager les organes.......... 1

CHAPITRE II.

Remarques embryogéniques et paléontologiques sur le squelette. — États divers sous lesquels il se présente.................................. 19

CHAPITRE III.

Des ostéodesmes ou segments osseux, dont la succession forme le squelette du corps................ 38

CHAPITRE IV.

Des membres, envisagés comme résultant de la jonction de plusieurs rayons osseux................ 51

CHAPITRE V.

Classification des diverses sortes de pièces osseuses. 51

1. Os de névro-squelette.................... 61
2. Os de dermato-squelette.................. 62
3. Os sésamoïdes............................ 63
4. Os du système vasculaire................. 64
5. Os des muqueuses......................... 65
6. Os des bulbes sensoriaux................. 65
7. Dents et formule dentaire................ 66

CHAPITRE VI.

Pag.

Des pièces osseuses de la tête.................... 69
1. Segment nasal.......................... 78
2. Segment fronto-maxillaire................. 81
3. Segment pariéto-mandibulaire............. 85
4. Segment occipital...................... 91
Monstruosités céphaliques................ 96

CHAPITRE VII.

Des segments osseux du tronc..................... 99
1. Des centres axiles du tronc ou corps vertébraux, et des arcs neuraux qui s'y rattachent. 100
2. Des pièces qui forment les arcs viscéraux du tronc................................ 108
3. De l'épaule et des hanches, considérées comme arcs viscéraux........................ 116

CHAPITRE VIII.

Mode de formation des membres. — Comparaison des os qui les composent......................... 123
1. De la main et du pied.................. 130
2. Région carpienne et tarsienne............ 135
3. De l'avant-bras et de la jambe............ 152
4. Os du bras et de la cuisse................ 160
Comparaison des nageoires impaires des poissons avec les rayons élémentaires des membres.................................. 167
Remarques sur l'archétype ostéologique..... 170

Additions et errata............................ 172

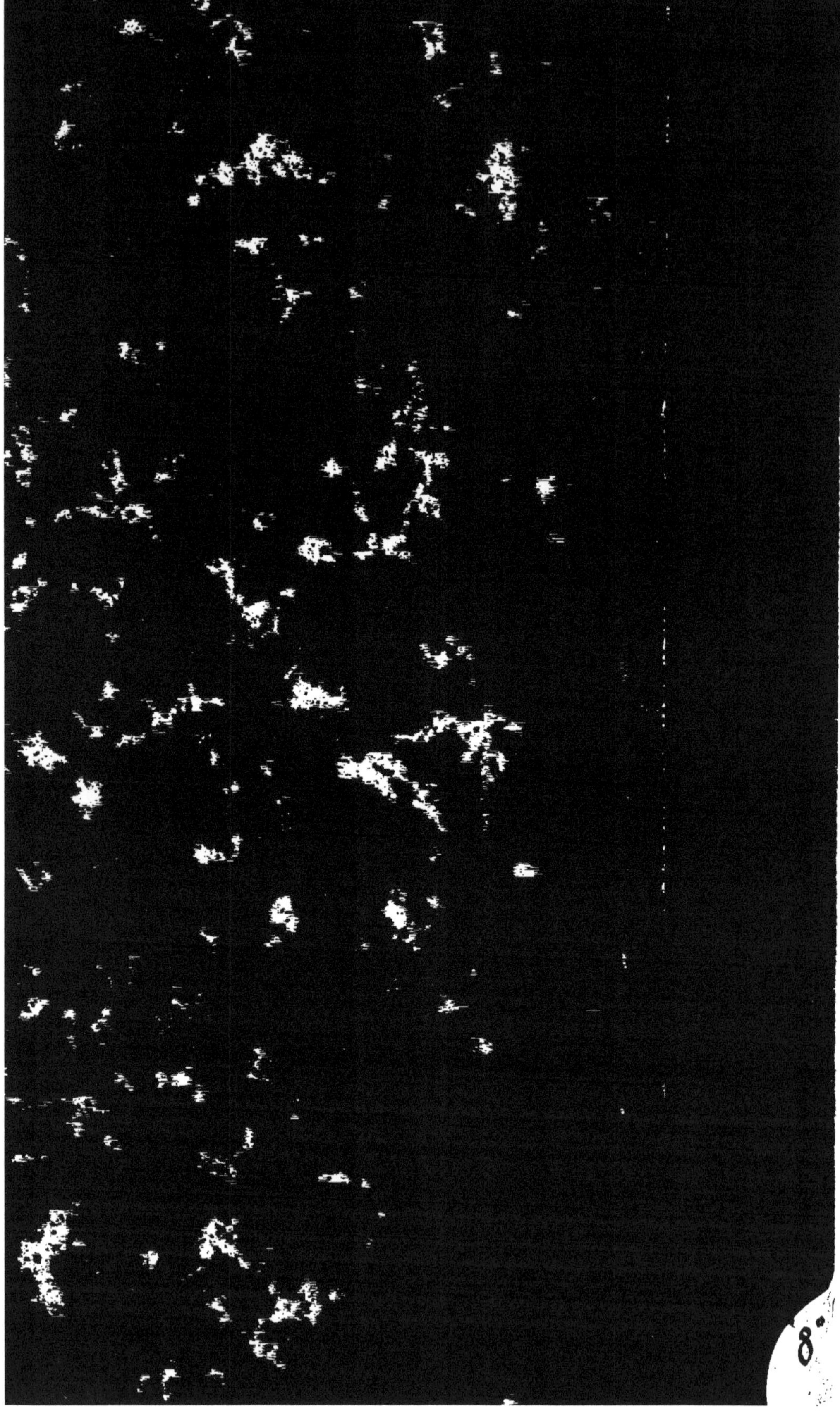

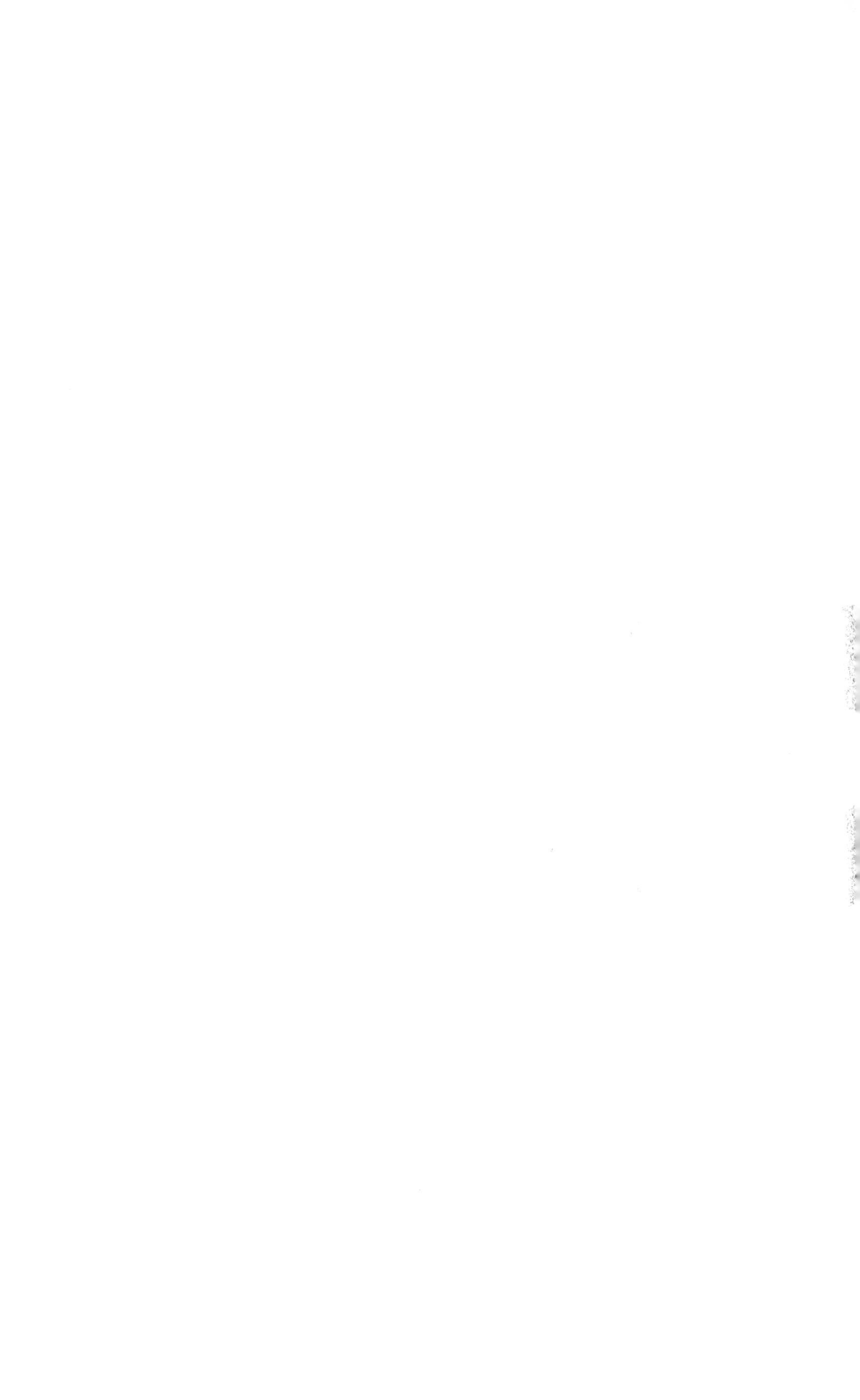

www.ingramcontent.com/pod-product-compliance
Ingram Content Group UK Ltd.
Pitfield, Milton Keynes, MK11 3LW, UK
UKHW012217240726
13966UKWH00003B/813

9 782011 747440